SAISREE AV
K.RESHMA PAI

PRÁTICAS ALIMENTARES E SAÚDE ORAL PRECOCE

SAISREE AV
K.RESHMA PAI

PRÁTICAS ALIMENTARES E SAÚDE ORAL PRECOCE

ScienciaScripts

Imprint

Any brand names and product names mentioned in this book are subject to trademark, brand or patent protection and are trademarks or registered trademarks of their respective holders. The use of brand names, product names, common names, trade names, product descriptions etc. even without a particular marking in this work is in no way to be construed to mean that such names may be regarded as unrestricted in respect of trademark and brand protection legislation and could thus be used by anyone.

Cover image: www.ingimage.com

This book is a translation from the original published under ISBN 978-620-7-99941-5.

Publisher:
Sciencia Scripts
is a trademark of
Dodo Books Indian Ocean Ltd. and OmniScriptum S.R.L publishing group

120 High Road, East Finchley, London, N2 9ED, United Kingdom
Str. Armeneasca 28/1, office 1, Chisinau MD-2012, Republic of Moldova, Europe
Printed at: see last page
ISBN: 978-620-8-05380-2

Copyright © SAISREE AV, K.RESHMA PAI
Copyright © 2024 Dodo Books Indian Ocean Ltd. and OmniScriptum S.R.L publishing group

LISTA DE ABREVIATURAS

SL. No	ABBREVATIONS	FULL FORM
1	WHO	World Health Organization
2	UNICEF	United Nations International Children's Emergency Fund
3	AAPD	American Academy of Pediatric Dentistry
4	SIDS	Sudden Infant Death Syndrome
5	COVID-19	Coronavirus Disease of 2019
6	DHA	Docosahexaenoic acid
7	ARA	Arachidonic acid
8	IgA	Immunoglobin A
9	IgG	Immunoglobin G
10	IgM	Immunoglobin M
11	ECC	Early Childhood Caries
12	MIH	Molar Incisor Hypomineralization
13	HSPM	Hypomineralized second primary molars
14	TNI	Treatment Need Index
15	DHS	Demographic and Health Surveys
16	NSAIDs	Non-steroidal anti-inflammatory drugs
17	OTC	Over the Counter
18	KAP	Knowledge, Attitude and Practices
19	LA	Local Anesthetics
20	BP	Blood Pressure
21	FDA	Food and Drug Administration
22	IQ	Intelligence Quotient
23	NNS	Non- nutritive suckling
24	ESPGHAN	European Society of Paediatric Gastroenterology, Hepatology and Nutrition
25	NASPGHAN	North American Society for Paediatric Gastroenterology, Hepatology and Nutrition
26	CAMBRA	Caries Management by Risk Assessment Form
27	PEM	Protein- Energy Malnutrition
28	EC- PEM	Early Childhood Protein-Energy Malnutrition
29	PPM	Parts per Million
30	IFP	Infant Feeding Practices

ÍNDICE

INTRODUÇÃO

A nutrição infantil tem sido um tema importante para os cientistas que estudam o desenvolvimento dos recém-nascidos. Vários estudos de investigação indicaram que a taxa de crescimento dos seres humanos é mais elevada durante o seu primeiro ano de vida. As práticas alimentares, como o aleitamento materno e a alimentação complementar, desempenham um papel significativo na nutrição e no bem-estar de uma criança. Infelizmente, apenas 35% dos bebés são amamentados durante os primeiros quatro meses, seguindo-se o acesso a um regime com alimentos complementares[1] . É também importante notar que a dieta e a nutrição têm uma influência significativa na saúde oral. Os suplementos alimentares inadequados podem levar ao desenvolvimento e progressão de doenças orais como a cárie, a erosão e muitas outras. Os textos védicos e ayurvédicos indianos enfatizam grandemente os poderes nutritivos do leite materno e a sua contribuição para melhorar a força física da criança. A evolução histórica da alimentação inclui a amamentação húmida, a alimentação por biberão e a alimentação artificial. As amas de leite eram consideradas a alternativa mais segura e mais comum ao leite materno[2] . Para além dos requisitos de sobrevivência, saúde e nutrição da criança, a alimentação também ajuda a desenvolver a confiança e o sentimento de segurança do bebé. Os defeitos nutricionais precoces podem causar atraso de crescimento e afetar as capacidades intelectuais. A OMS e a UNICEF recomendaram o aleitamento materno exclusivo durante os primeiros seis meses após o nascimento, seguido de uma alimentação complementar adequada e segura dos 6 meses aos 2 anos e mais tarde[3] . O Departamento da Mulher e do Desenvolvimento Infantil, juntamente com a Comissão de Planeamento, reconheceu a importância das práticas de alimentação dos bebés e das crianças e incluiu-as no Décimo Plano Quinquenal. O leite materno ajuda a manter o bebé saudável. Contém todos os nutrientes essenciais necessários nos primeiros seis meses, incluindo proteínas, hidratos de carbono, minerais e água. Também contém factores bioactivos que ajudam o sistema imunitário imaturo, protegem o corpo contra infecções e ajudam a digestão e a absorção de nutrientes. O Ministério Federal da Saúde e das Ciências Sociais, juntamente com a OMS e a UNICEF, lançou uma iniciativa hospitalar amiga dos bebés para proteger, promover e apoiar a amamentação. A amamentação tem impacto nos ossos das mães que amamentam, resultando em gengivas inflamadas que, se não forem tratadas, levam à gengivite[2] . Os outros problemas comuns incluem cáries, cáries dentárias, ranger de dentes e deficiência de cálcio. Uma saúde oral deficiente durante a gravidez pode levar a resultados de saúde deficientes tanto para a mãe como para o bebé. Uma mãe que tenha recebido orientação dentária durante a gravidez tem uma maior perceção da saúde oral da criança. A alimentação complementar ajuda a satisfazer as necessidades nutricionais dos bebés a partir dos seis meses. A dieta da criança deve ser gradualmente aumentada para incluir alimentos complementares da família, de modo a garantir que a criança tenha necessidades energéticas e dietéticas adequadas. Os alimentos complementares devem também conter macronutrientes importantes como o zinco, o fósforo, o magnésio, o cálcio e a vitamina B6. As deficiências destes macronutrientes aumentam a suscetibilidade à cárie dentária através de defeitos na formação dos dentes, atraso na erupção dos dentes e alteração das glândulas salivares. O distúrbio de nutrientes também pode interferir no desenvolvimento celular, levando ao esmalte hipoplásico, que é mais suscetível à cárie. Em relação à alimentação, a AAPD recomenda que as mães evitem o consumo frequente de alimentos complementares com adição de açúcar no biberão do bebé. Devem também evitar adormecer o bebé com um biberão cheio de alimentos complementares açucarados. As mães devem evitar o aleitamento materno prolongado para prevenir doenças orais comuns na infância, como a cárie precoce. Os pais precisam de consultar precocemente os cuidados dentários do bebé, uma vez que se observa que as crianças que vão a consultas ou aconselhamento dentário precoce têm menos problemas de saúde do que as que não as recebem.

IMPORTÂNCIA DA ALIMENTAÇÃO

O leite materno é biologicamente uma forma natural de alimentar os bebés, em comparação com os substitutos de alimentação, e tem inúmeros benefícios para a saúde. O leite materno é composto por nutrientes, vitaminas e oligoelementos que são importantes para satisfazer as necessidades nutricionais, bem como para assegurar um crescimento e desenvolvimento adequados.

Os efeitos positivos do aleitamento materno têm sido registados tanto nos países desenvolvidos como nos países em desenvolvimento. Os primeiros dois anos de crescimento da criança são considerados como o período crítico para uma vida saudável. Estima-se que o aleitamento materno insuficiente ou a ausência de aleitamento materno causem uma perda económica de 302 mil milhões de dólares por ano ou 0,5% do rendimento interno bruto mundial[4] . A Índia regista o maior número de mortes infantis do mundo e é responsável por 20% dos 5,9 milhões de mortes infantis a nível mundial[5] .

As taxas de mortalidade infantil e de mortalidade de menores de cinco anos na Índia são de 38 e 48 por 1000 nados-vivos, respetivamente (UNICEF India Statistics 2015), sendo quase 50% atribuídas à malnutrição. A malnutrição resulta em doenças prolongadas e pode prejudicar o desenvolvimento ótimo da criança. Vários estudos referem que a malnutrição conduz a uma diminuição do desempenho intelectual e da capacidade de trabalho físico. No caso das mulheres, pode afetar a capacidade reprodutiva, complicar os partos[6] e os bebés podem ter um peso inferior ao nascer.

O benefício mais importante do aleitamento materno para a saúde é o efeito protetor sobre as infecções. Diminui a gravidade de um vasto leque de doenças infecciosas, tais como infecções do trato respiratório superior e inferior, otite média, doenças gastrointestinais durante o período infantil e para além dele[7] . Uma meta-análise recente de estudos realizados em países desenvolvidos demonstrou que o efeito de triplicar as doenças graves do trato respiratório que requerem hospitalização em bebés alimentados com fórmulas alimentares é superior ao dos exclusivamente amamentados durante pelo menos quatro meses. As propriedades imunológicas e antibacterianas[8] do leite materno têm uma plausibilidade biológica para a proteção contra infecções, juntamente com a eliminação da exposição a agentes patogénicos através da preparação e distribuição de alimentos com fórmula. As propriedades imunológicas também foram indicadas em bebés pré-termo e bebés com muito baixo peso à nascença. Vários estudos demonstraram a relação entre o aleitamento materno e o desenvolvimento cognitivo das crianças. A meta-análise[9] indicou a dificuldade em distinguir os factores de confusão entre a inteligência das mães e o efeito do aleitamento materno. Este problema foi também evidenciado na interpretação da meta-análise sobre o aleitamento materno e a síndrome da morte súbita do lactente (SIDS). A análise combinada mostrou que os bebés que são alimentados com fórmulas têm duas vezes mais probabilidades de morrer de SIDS[10] do que os que são amamentados. Meta-análises recentes e revisões quantitativas indicam um efeito protetor do aleitamento materno, mesmo durante períodos mais curtos, contra a obesidade infantil[11] . É possível que a prevenção da obesidade a longo prazo tenha um papel importante, uma vez que a obesidade na infância pode levar à obesidade na idade adulta. Numerosos estudos indicaram uma proteção contra doenças crónicas, como a doença cardíaca isquémica[12] , a diabetes, incluindo a redução da resposta à insulina e a pressão arterial diastólica. No entanto, é necessária investigação longitudinal para confirmar estas associações. Uma meta-análise recente demonstrou que o aleitamento materno exclusivo durante seis meses ou mais reduz a tensão arterial sistólica em crianças mais velhas. É provável que o aleitamento materno seja protetor para os diabéticos de tipo 1.

Um meta-estudo recente concluiu que o aleitamento materno, tanto a curto como a longo prazo, oferece proteção contra a leucemia linfoblástica aguda infantil e a leucemia mieloblástica aguda[13] . Alguns relatórios sistemáticos mostram uma provável proteção contra a doença inflamatória intestinal e a doença celíaca. Relativamente às alergias, a amamentação pode resultar numa menor incidência de asma, eczema, dermatite, etc. Existem benefícios significativos para a saúde da amamentação e do aleitamento para as mães. Os benefícios incluem a diminuição da hemorragia pós-parto e a rápida involução uterina, a diminuição da perda de sangue menstrual, a diminuição do risco de cancro da mama e de cancro do ovário. Uma revisão de 47 estudos realizados em 30 países indicou que o risco relativo de cancro da mama diminuía 4,3% por cada 12 meses de aleitamento materno[14] . De acordo com alguns estudos de coorte, as mães que não amamentaram ou que desmamaram precocemente são propensas à depressão pós-parto. Há indícios de diminuição da depressão materna e de melhoria da ligação mãe-filho. Vários estudos sugerem um regresso mais precoce ao peso anterior à gravidez, mas foram inconclusivos devido a grandes factores de confusão na perda de peso[13] . Existem provas significativas que sugerem muitos benefícios para a saúde e vantagens do aleitamento materno em todas as fases da vida. O aleitamento materno protege contra um vasto leque de resultados de saúde imediatos e a longo prazo, que representam um fardo significativo para os indivíduos, o sistema de saúde e a sociedade[13] .

DIRECTRIZES RECOMENDADAS

[st]Em 2003, o Ministério da Mulher e do Desenvolvimento Infantil promulgou a Lei de Alteração dos Substitutos do Leite para Lactentes, Biberões e Alimentos para Lactentes (Regulamentação da Proteção, Fornecimento e Distribuição), que entrou em vigor em 1 de janeiro de 2004[17] . As alterações importantes incluem o aleitamento materno exclusivo de 4-6 meses para 6 meses e a equiparação dos alimentos para lactentes aos substitutos do leite para lactentes. A Comissão de Planeamento reconheceu a importância de práticas adequadas de alimentação de lactentes e crianças e incluiu-as nos Objectivos Nutricionais do Décimo Plano Quinquenal. Os objectivos das diretrizes nacionais para a alimentação de lactentes e crianças jovens são os seguintes

• Defender a causa da nutrição dos lactentes e das crianças jovens e a sua melhoria
através de práticas alimentares óptimas em todo o país

• Divulgar amplamente as normas corretas de aleitamento materno e alimentação
complementar, desde o nível político até ao público

• Atingir os objectivos nacionais em matéria de práticas para lactentes e crianças jovens
definidos pela Comissão de Planeamento

O aleitamento materno exclusivo refere-se a um bebé que apenas recebe leite materno da mãe ou das amas de leite, sem qualquer outro consumo alimentar, nem mesmo água. A única exceção são as soluções de reidratação oral com suplementos de vitaminas e minerais[18] . Os bebés que recebem apenas leite materno entre os 0 e os 6 meses de idade demonstraram um melhor desenvolvimento, tendo-se verificado que reduzem o risco de diarreia e de doenças respiratórias, em comparação com o aleitamento materno exclusivo durante 3 e 4 meses, respetivamente. As vantagens do aleitamento materno exclusivo foram reconhecidas em 1984, quando uma meta-análise indicou que o risco de morte por diarreia em bebés parcialmente amamentados era 8,6 vezes superior ao risco das crianças alimentadas exclusivamente com leite materno. Estudos mais recentes realizados no Bangladesh concluíram que a morte por diarreia e pneumonia poderia ser reduzida para um terço se os bebés fossem alimentados exclusivamente em vez de parcialmente. O aleitamento materno exclusivo fornece a energia e os nutrientes necessários para a saúde do bebé, pelo que não são necessários outros líquidos ou alimentos. Vários estudos demonstraram que não há necessidade de água adicional entre os 0 e os 6 meses de idade se o bebé for amamentado[19] . A prática comum de dar água e chás deve ser evitada, uma vez que aumenta o risco de diarreia para o dobro. A alimentação complementar é definida como um processo em que a amamentação já não é suficiente para satisfazer as necessidades nutricionais dos bebés e outros alimentos e líquidos. O intervalo para a alimentação complementar é geralmente considerado entre os 6 e os 23 meses de idade e a amamentação pode continuar para além dos dois anos[20] . Em muitos países, o período de alimentação complementar entre os 6 e os 23 meses é a altura de maior incidência de falhas de crescimento, deficiências de micronutrientes e doenças infecciosas[21] . A alimentação complementar deve ser adequada, segura e apropriada para satisfazer as necessidades energéticas e nutricionais da criança. Mesmo após a introdução de alimentos complementares, o aleitamento materno continua a ser uma fonte crítica de nutrientes para o bebé e a criança. Fornece quase metade das necessidades energéticas até um ano e um terço durante o segundo ano. O aleitamento materno continua a ser uma fonte de nutrientes de alta qualidade, juntamente com factores de proteção. Por conseguinte, recomenda-se o aleitamento materno até aos 2 anos ou mais[20] . De acordo com as recentes diretrizes da OMS, as mães com suspeita ou confirmação de COVID-19 devem ser encorajadas a iniciar ou a continuar a amamentar. As mães e os bebés devem poder permanecer juntos e praticar o contacto pele a pele. Alguns estudos concluíram também que não existem dados suficientes para concluir a transmissão da COVID-19 através do aleitamento materno[22] . A ameaça à sobrevivência e à saúde devido à COVID-19 é menor do que a de outras infecções contra as quais o aleitamento materno protege.

BENEFÍCIOS DOS NUTRIENTES DO LEITE MATERNO

O leite humano não é cariogénico por si só, a não ser que estejam presentes outros factores de suporte, como a dieta e a placa bacteriana. O leite humano difere do leite de vaca por ter mais lactose, menos minerais e proteínas. O leite humano tem uma concentração muito baixa de flúor e é muito inferior à necessária para fornecer a dose diária recomendada de flúor. O leite materno tem a composição ideal necessária para o bebé e não necessita de qualquer preparação ou equipamento de esterilização. Está disponível à temperatura correta e de forma segura. É nutritivo e tem uma fonte completa de todos os nutrientes necessários que podem ser digeridos facilmente. O leite materno contém factores anti-infecciosos que não estão presentes nos alimentos em pó para lactentes e tem benefícios consideráveis para a saúde, tanto na infância como na velhice. A composição do leite materno contém proteínas, azoto não proteico, gordura, hidratos de carbono, energia, vitaminas, sódio, potássio, cloreto, cálcio, magnésio, fósforo, ferro, cobre, zinco e oligoelementos como o manganês, o iodo e o selénio:

- Gorduras
- Hidratos de carbono
- Proteína
- Vitaminas e minerais

Gorduras:

Cerca de 3,5 g de gordura estão presentes em 100 ml de leite materno e fornecem quase metade do conteúdo energético. É segregada em pequenas gotas e aumenta à medida que a alimentação avança. O leite posterior, segregado no final da mamada, é rico em gordura e tem um aspeto branco-creme, enquanto o leite anterior tem menos gordura e é cinzento-azulado. O leite materno contém ácidos gordos polinsaturados de cadeia longa, como o ácido docosahexaenóico ou DHA e o ácido araquidónico ou ARA, que não estão disponíveis noutros leites e são importantes para o desenvolvimento neurológico da criança. Poucos estudos indicam que o teor de gordura e a percentagem de ácidos gordos polinsaturados aumentam significativamente entre a sexta semana e o sexto mês[23]. Embora o DHA e o ARA sejam adicionados em algumas variantes de fórmulas para lactentes, não têm vantagens semelhantes ou podem não ser tão eficazes como os do leite materno.

Hidratos de carbono:

O leite materno contém um açúcar especial do leite, a lactose, um dissacárido. Cerca de 7 g de lactose estão presentes em 100 ml e são mais do que noutros leites, sendo também outra fonte de energia. Os outros tipos de hidratos de carbono, como os oligossacáridos ou cadeias de açúcar, proporcionam uma importante proteção contra as infecções

Proteínas:

O leite materno contém um equilíbrio de aminoácidos que é mais adequado para o bebé, tanto em termos de quantidade como de qualidade, do que os leites animais. Cerca de 0,9 g estão presentes em 100 ml e são inferiores aos leites animais. O elevado teor de proteínas do leite animal pode sobrecarregar os rins imaturos do bebé com resíduos de produtos azotados. Também contém menos proteína caseína e tem uma estrutura molecular diferente. É mais macio e facilmente digerível do que os outros leites. O leite materno contém mais alfa-lactalbumina entre o soro de leite ou proteínas solúveis e a betalactoglobulina presente no leite de vaca está ausente, uma vez que os bebés podem tornar-se intolerantes[24].

Vitaminas e minerais:

O leite materno contém normalmente as vitaminas necessárias para um bebé, a menos que a própria mãe seja deficiente, sendo a vitamina D uma exceção. Os bebés precisam de exposição à luz ou de suplementos de vitamina D. Os minerais como o zinco e o ferro estão presentes em concentrações relativamente baixas, mas a sua biodisponibilidade e absorção são elevadas. Os bebés nascem com reservas de ferro para suprir as suas necessidades e apenas os bebés com baixo peso à nascença podem necessitar de suplementos durante 6 meses. Atrasar o clampeamento do cordão umbilical até que as pulsações tenham parado (aproximadamente 3 minutos) demonstrou melhorar o estado de ferro dos bebés durante os primeiros 6 meses de vida.

Agentes anti-infecciosos e anticariogénicos no leite humano:

1. Imunoglobinas: IgA secretora, IgG, IgM[25]

2. Elementoselementos: células linfóides, polimorfos, macrófagos, plasmócitos

3. Actividades opsonizantes e quimiotácticas do sistema complemento C3 e C4

4. Lactoferrina e transferrina insaturadas

5. Lisozima

6. Lactoperoxidase

7. Inibidores específicos

8. Factores de crescimento para Lactobacillus bifidus

9. O ácido paraamino-benzoico pode proporcionar alguma proteção contra a malária.

Outros factores bioactivos:

A lipase estimulada pelo sal biliar facilita a digestão completa da gordura quando o leite chega ao intestino delgado. A gordura nos leites artificiais é menos completamente digerida. O fator de crescimento epidérmico estimula o revestimento do intestino do bebé, melhorando a digestão e a absorção de nutrientes. Foi sugerido que outros factores de crescimento presentes no leite humano visam o desenvolvimento e a maturação dos nervos e da retina.

Composição do leite de vaca

O leite de vaca contém 87,7% de água, 4,9% de lactose (hidratos de carbono), 3,4% de gordura, 3,3% de proteínas e 0,7% de minerais. A composição varia principalmente consoante a espécie[25] .

Principais diferenças entre o leite humano e o leite de vaca:

A composição do leite é única para cada espécie. O leite humano contém 9g de proteínas/l em comparação com 34g/l de leite de vaca. O teor de gordura é semelhante no leite humano e no leite de vaca. No que diz respeito ao teor de lactose, as diferenças são menores: 70g/l no leite humano e 48g/l no leite de vaca. Estas são as principais diferenças na composição.

Colostro e leite maduro:

O colostro é o leite especial segregado nos primeiros 2-3 dias após o parto. É produzido em pequenas quantidades, 40-50 ml, que são normalmente necessárias para o bebé. É rico em glóbulos brancos e anticorpos, especialmente IgA, e contém uma grande percentagem de proteínas, minerais e vitaminas lipossolúveis (A, E e K) do que o leite posterior. A vitamina A é importante para a proteção dos olhos e para a integridade das superfícies epiteliais. O colostro também fornece uma importante proteção imunitária ao bebé quando este é exposto pela primeira vez a microrganismos no ambiente e o fator de crescimento epidérmico ajuda a preparar o revestimento do intestino. O leite é produzido em grandes quantidades entre 2 e 4 dias após o parto. No terceiro dia, um bebé é normalmente alimentado com 300-400 ml por 24 horas, no quinto dia com 500-800 ml. Entre o 7º e o 14º dia, o leite é chamado de leite de transição e, após 2 semanas, é chamado de leite maduro. A principal diferença na composição do colostro reside no perfil de macronutrientes e no conteúdo de factores de crescimento, imunoglobulinas e outros factores imunitários. Estudos realizados demonstraram que a amamentação prolongada (>12 meses) aumentou o risco de cáries dentárias e também demonstraram que a alimentação nocturna com biberão também aumentou o risco de cáries[25] .

Composição do colostro:

A mudança na composição do colostro é observada principalmente no perfil de macronutrientes e no conteúdo de factores de crescimento, imunoglobulinas e outros factores imunitários.

Factores nutricionais do colostro humano e do colostro bovino

Fator nutricional	Colostro humano	Colostro bovino
Energia (kcal)	58	~130
Proteína (g)	3.7	~14.9
Lactose(g)	5.3	~2.6
Gordura(g)	2.9	~6.7

Factores imunitários no colostro humano e no colostro bovino :

Factores imunitários	Colostro humano (mg/ml)	Colostro bovino (mg/ml)
Lactofeerrina	700	100
IgA	17.35	3.9
IgG	0.43	47.6
IgG2	-	2.9
IgM	1.59	4.2

Estudos efectuados demonstraram que o aleitamento materno prolongado (>12 meses) aumentou o risco de ocorrência de cáries dentárias e também mostrou que a alimentação nocturna com biberão também aumentou o risco de cáries[25]

Funções do colostro:

1. Proporciona imunização - Os anticorpos maternos do colostro actuam como um antibiótico natural, protegendo-os dos germes ambientais.
2. Contém uma grande quantidade de nutrientes
3. Melhora a saúde intestinal - Como o colostro tem baixo teor de gordura, mantém o

intestino saudável e reveste o intestino.

4. Actua como laxante natural, eliminando o mecónio, o que reduz o risco de desenvolver iterícia.

5. Ajudam na regulação do corpo, regulando a temperatura corporal, o metabolismo, as funções pulmonares e circulatórias e os níveis de açúcar no sangue.

CONSEQUÊNCIAS DE UMA AMAMENTAÇÃO INEFICAZ

Estudos demonstraram que a amamentação durante mais de um ano e durante a noite, para além da erupção dos dentes primários, resulta em cáries na primeira infância. A cárie e o aleitamento materno têm uma relação semelhante à relação entre o biberão e a cárie. Quando uma criança dorme com a mãe e tem uma aproximação aberta ao peito durante a noite, o risco de cárie aumenta.

A "boca do biberão" foi a primeira descrição exaustiva da cárie em bebés, publicada pelo Dr. Elias Faas no ano de 1962. O Dr. Faas relacionou a associação da doença com a recolha adequada da história, tendo observado que os bebés eram colocados na cama com acesso prolongado ao peito para adormecerem na posição deitada, o que fazia com que o leite se espalhasse por toda a cavidade, exceto na parte anterior inferior, que não era afetada devido à atividade muscular da língua, que se estendia até aos lábios, e os incisivos inferiores não eram afectados. Mais uma vez, no ano de 1994, a conferência dos centros de controlo de doenças recomendou que se lhe desse o nome de "cárie infantil precoce", uma vez que o leite materno não é a causa absoluta da cárie e que a CEC é uma forma de doença complexa. Também nalguns estudos foi demonstrado que dormir com um biberão ou outras bebidas açucaradas nem sempre causa cáries. Alguns exemplos de factores de risco associados à CCE são mencionados abaixo

1. Fator de risco social/comportamental

* Baixa pobreza

* Exposição ao açúcar entre as refeições

* Biberão ou copo anti-derrame que contenha açúcar natural ou adicionado, utilizado frequentemente ou à hora de deitar.

* Amamentação para além dos 12 meses, especialmente frequente ou nocturna.

* Genética

* Criança com necessidades especiais de cuidados de saúde.

* Crianças com malnutrição

* Descendentes de ordem posterior

* Deficiência de ferro e excesso de exposição ao chumbo

* Associação recente entre a deficiência de vitamina D e a ocorrência de CEC

2. Factores de risco - Clínicos

* Criança com lesão não cavitada ou defeitos do esmalte

* Criança com obturações visíveis, falta de dentes devido a cáries

* Criança com placa bacteriana visível nos dentes

3. Factores de proteção

* Água potável fluoretada

* Manter a higiene oral com pasta dentífrica fluoretada

* Criança a receber flúor tópico de profissionais de saúde

• Acompanhamento dentário periódico

A influência potencial de certos factores intra-orais, como defeitos de desenvolvimento, também pode ser a causa da CCE. Vários estudos também estabeleceram a correlação entre os métodos de alimentação e a relação molar primária[26] .

As caraterísticas clínicas do CEC são as seguintes:

1. Incisivo central superior primário: facial, lingual, mesial e distal

2. Incisivo lateral superior primário: facial, lingual, mesial e distal

3. Maxilar primário 1ˢᵗ molar: superfícies facial, lingual, oclusal e proximal

4. Canino e segundo molar superiores: superfície facial, lingual, oclusal e proximal

5. Molar mandibular primário em fase tardia

6. Os dentes anteriores mandibulares primários são normalmente poupados devido à protracção do movimento da língua e à ação de limpeza da saliva devido à presença do orifício do ducto das glândulas sublinguais perto da superfície lingual dos incisivos inferiores

O padrão da cárie de amamentação começa numa idade muito jovem, mas em crianças pequenas e em idade pré-escolar outros factores podem desempenhar um papel importante se uma criança de 4 anos de idade tiver 8 cáries dentárias, 2 nos incisivos superiores e 6 distribuídas uniformemente entre os molares primários, o padrão não deve ser rotulado como cárie de amamentação. Mais uma vez, no ano de 1994, a conferência dos centros de controlo de doenças recomendou que se lhe desse o nome de "cárie precoce da infância", uma vez que o leite materno não é a causa absoluta da cárie e que a CEC é uma forma de doença complexa.

Tabela 1: Estágios de desenvolvimento da cárie de enfermagem[27]

Estágio	Idade	Quadro clínico
Inicial	10-20 meses	Maxilar anterior desmineralização branca calcária, cervical e interproximal
Fase cariosa ou danificada	16-24 meses	Anteriores do maxilar Castanho-amarelado, descolorações, cervical/interproximal, defeito superficial # 54 ou # 64, na 1ª fase.
Lesão profunda	20-36meses	Depende do tempo de erupção, da cariogenecidade do adoçante e da frequência da sua utilização. Os molares sãotambém afectados
Fase traumática	36-48 meses	Os dentes ficam tão enfraquecidos que fracturam Envolvimento pulpar dos molares Incisivos maxilares não vitais

O padrão da cárie do biberão é reconhecível em todas as fases da doença. A doença é muito importante, uma vez que a abordagem preventiva da cárie de amamentação é a melhor modalidade de tratamento até à data

Figura 1: Exemplos de alterações dentárias diagnosticadas na primeira infância

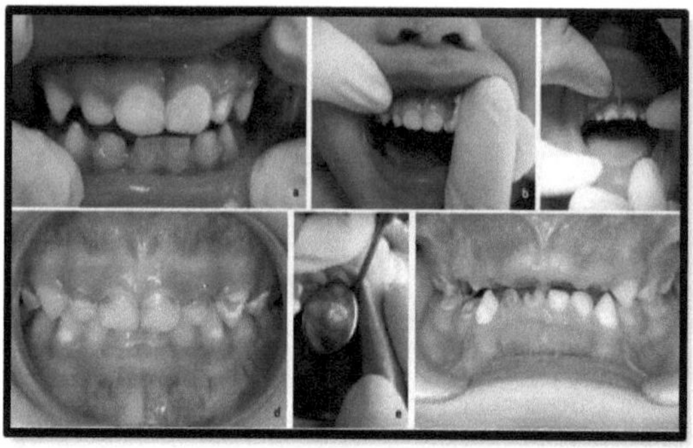

Lesões de manchas brancas

Os primeiros indicadores de cárie dentária são as lesões de manchas brancas. Estas aparecem como resultado da deposição de placa bacteriana na superfície do dente afetado durante um longo período de tempo. Uma vez que as lesões de manchas brancas ocorrem em locais sensíveis de estagnação da placa bacteriana, tais como o bordo cervical ou gengival do dente, onde a hipomineralização do esmalte é pouco frequente, podem ser reconhecidas como MIH.

Hipomineralização do incisivo molar

As variáveis pré-natais e perinatais só ocasionalmente estão ligadas à hipomineralização dos incisivos molares (HIM). Por outro lado, a doença na primeira infância parece estar associada à hipomineralização dos incisivos molares (HMI).
Por outro lado, a doença na primeira infância parece estar ligada à hipomineralização dos incisivos molares (MIH). Uma vez que a etiologia é provavelmente multifatorial, são necessários mais estudos prospectivos que tenham em conta a interferência baseada em princípios biológicos, bem como investigações genéticas e epigenéticas. Além disso, a investigação encontrou uma ligação entre a cárie dentária e a existência de uma hipomineralização severa dos incisivos molares, que deve ser considerada um fator de risco na etiologia multifatorial da cárie.
Os segundos molares decíduos hipomineralizados (HSPM) assemelham-se mais a uma hipomineralização idiopática que afecta um a quatro segundos molares decíduos. A MIH e a HSPM são provavelmente causadas por uma perturbação na calcificação precoce e/ou maturação do esmalte dos dentes afectados. As caraterísticas da HSPM são idênticas às

da MIH. De acordo com a pesquisa, a presença de HSPM pode ser usada como um preditor de HMI. As anomalias do esmalte são mais frequentes tanto na dentição decídua como na permanente, e podem afetar um ou vários dentes, o que as torna fáceis de detetar durante um exame clínico. Estas anomalias do esmalte surgem durante duas fases da amelogénese: a fase secretora (desenvolvimento da matriz do esmalte) e a fase de maturação (formação da matriz do esmalte) (mineralização do esmalte).

A hipoplasia do esmalte é uma deficiência quantitativa do esmalte causada por uma perturbação nos ameloblastos durante o desenvolvimento da matriz, enquanto a hipomineralização do esmalte é um defeito qualitativo causado por uma perturbação durante a calcificação ou maturação precoce. A HMI é difícil de diagnosticar e os médicos podem confundi-la com outras doenças do desenvolvimento do esmalte, como a hipoplasia, a fluorose ou a amelogénese imperfeita.

SISTÉMICA	AMBIENTAL	GENÉTICA	MÉDICO
Desnutrição grave	Deficiência nutricional	Gene DIX	Doença febril
Diabetes materna	Baixo nível socioeconómico	RUNX2gene	Doenças Respiratórias e Infecciosas,varicela
Problemas do tiroide e da paratiroide	Vacinas	Kallikrein 4	Pretem bebé
Doenças sistémicas crónicas	Dioxinas no leite materno	Mmo20 (proteina enamelisina	Prolongado cianose de parto
Bilurubinemia	Antibióticos (Amoxiclina)		Hipocalemia neonatal, deficiência de vitamina D

Quadro 2: Fator etiológico

CLASSIFICAÇÃO DO MIH

Com base na gravidade, aparência e tipos de dentes envolvidos, a HIM é classificada da seguinte forma:
1. Com base na gravidade (classificação de Mathu-Muju e Wright).
i. Ligeira: opacidades demarcadas localizadas em áreas não sujeitas a esforço, sem envolvimento de cáries, sem hipersensibilidade e com envolvimento ligeiro dos incisivos

ii. Moderada: opacidades demarcadas presentes em molares e incisivos, com ligeira degradação do esmalte pós-eruptivo numa ou duas superfícies sem envolvimento das cúspides, e

sensibilidade dentária normal
iii. Grave: degradação do esmalte pós-eruptivo, destruição da coroa e cáries, juntamente com sensibilidade dentária.

Critérios de diagnóstico:

A HMI é difícil de diagnosticar e os médicos podem confundi-la com outras doenças do desenvolvimento do esmalte, como a hipoplasia, a fluorose ou a amelogénese imperfeita. Existem centenas de variáveis ambientais e genéticas que têm sido associadas à formação do esmalte, tornando difícil um diagnóstico definitivo. Os bordos da HIM são nítidos e irregulares devido à degradação do esmalte pós-eruptivo com opacidades demarcadas que variam de cor branca a castanha, enquanto a hipoplasia do esmalte é um defeito quantitativo do esmalte, identificado por várias irregularidades da espessura do esmalte, tais como fossas, sulcos e ausência de estrutura do esmalte na superfície do dente.A HMI é semelhante à Amelogénese Imperfeita, em que o esmalte é hipoplásico, hipomineralizado, ou ambos, e todos os dentes estão danificados, enquanto a Amelogénese Imperfeita causa problemas assimétricos nos primeiros molares e incisivos permanentes. Além disso, o esmalte fluorizado é resistente à cárie, mas o esmalte hipomineralizado é suscetível à cárie. As lesões de manchas brancas também parecem mais calcárias, foscas ou opacas do que o esmalte saudável à sua volta. Estas lesões de manchas brancas diferem da HIM na medida em que ocorrem em locais de estagnação da placa bacteriana, como o bordo cervical do dente, enquanto a HIM afecta as cúspides e as superfícies vestibulares dos dentes.Ghanim et al. conceberam um sistema de pontuação complexo baseado no número de dentes afectados, bem como no tipo e quantidade do defeito do esmalte, para determinar a gravidade da HIM. A categorização separada das lesões de hipomineralização delineadas e de outras anomalias do esmalte idênticas à HIM é possível utilizando a abordagem de classificação sugerida. Esta fornece uma descrição detalhada da gravidade dos dentes afectados pela HIM, incluindo a fase de perda visível do esmalte e a área das superfícies dentárias afectadas (ou seja, o estado clínico e a extensão da lesão, respetivamente)

Pontuação	Cada dente deve ser examinado quanto a
1	Presença ou ausência de opacidades demarcadas.
2	Quebra do esmalte pós-eruptivo
3	Restaurações atípicas
4	Molares extraídos devido a MIH
5	Falha na erupção do incisivo molar

Quadro 3: Critérios de avaliação

Figura 2: Um novo índice baseado no conceito de MIH de Wuerzburg:

Índice	Definição		
Índice 0	Não MIH		
Índice 1	MIH -Sem hipersensibilidade -Não há degradação do esmalte		
Índice 2	MIH -Sem hipersensibilidade -Abreviatura de Enamel	2a 2b 2c	<1/3 da extensão do defeito >1/3 <2/3 extensão do defeito >2/3 de extensão do defeito e/ou defeito próximo da polpa ou extração ou restauração atípica
Índice 3	MIH -Hipersensibilidade -Não há degradação do esmalte		
Índice 4	MIH -Hipersensibilidade -Abreviatura de Enamel	4a 4b 4c	<1/3 da extensão do defeito >1/3 <2/3 extensão do defeito >2/3 de extensão do defeito e/ou defeito próximo da polpa ou extração ou restauração atípica

Steffen et al. publicaram recentemente a Medida de Necessidade de Tratamento do MIH (MIH- TNI)

Abordagens de tratamento

Williams et al. relataram o primeiro método clínico para o tratamento da HMI, introduzindo uma abordagem de tratamento em 6 passos.
-Identificação dos riscos.

— Diagnóstico precoce

— Remineralização e dessensibilização.

— Prevenção da cárie dentária e da degradação posteruptiva do esmalte.
— Restaurações ou extracções.
— Manutenção

Para cada índice é também desenvolvido um plano de tratamento baseado no MIH-TNI, que inclui a prevenção, o selamento, a restauração (temporária ou definitiva) e a extração. A adequação das várias opções terapêuticas, por outro lado, varia com base no índice que corresponde aos sintomas da MI.A CCE é uma doença crónica e infecciosa que afecta crianças pequenas e constitui um grave problema de saúde pública. É uma das doenças evitáveis mais comuns e está a aumentar em todo o mundo. A CCE é uma doença multifatorial resultante da interação de microrganismos cariogénicos, da exposição a hidratos de carbono, de práticas alimentares inadequadas e de um conjunto de variáveis sociais. Pode afetar o bem-estar, a capacidade de aprendizagem e a qualidade de vida da criança. Esta forma virulenta de cárie dentária começa logo após a erupção dentária, principalmente nas superfícies lisas dos dentes, que progridem rapidamente.

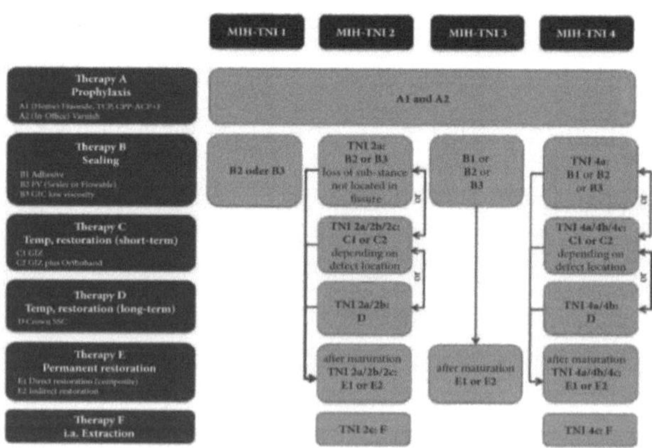

Figura 3: Plano de terapia MIH-TNI baseado no MIH-TNI [28]

Tem um impacto prejudicial duradouro na dentição. A dor associada à cárie dentária tem um impacto negativo no estado emocional das crianças, nos padrões de sono e na capacidade de aprender ou realizar as suas actividades habituais.

O estado de saúde oral das mães era suscetível de ser relevante para a experiência de cárie das crianças. É necessário desenvolver um programa comunitário abrangente de promoção da saúde dentária para prevenir a incidência de cáries dentárias nos dentes decíduos e melhorar o tratamento das cáries dentárias em crianças de populações vulneráveis.

SENSIBILIZAÇÃO DAS MÃES PARA O ALEITAMENTO MATERNO

Os primeiros 1000 dias entre o segundo aniversário da criança e a conceção são importantes para um crescimento e desenvolvimento óptimos. Também estabelece a base para uma boa saúde ao longo da vida. Um estudo nacional realizado entre 1992 e 2006 pelo India Demographic and Health Surveys (DHS) indicou que a diferença no aleitamento materno exclusivo pode dever-se a factores sociodemográficos (ensino superior, rendimento do agregado familiar, idade materna), serviços de saúde (consultas pré-natais) e comunidade (residência urbana)[29] . Uma compreensão pormenorizada da prevalência geográfica, juntamente com os factores determinantes do aleitamento materno exclusivo, é essencial para que os decisores políticos formulem políticas relevantes e concebam programas direcionados para melhorar o aleitamento materno exclusivo na Índia.

Vários estudos mostraram que a prevalência do aleitamento materno exclusivo é mais baixa na região nordeste e que a prevalência desce abaixo dos 50% por volta dos cinco anos de idade, o que pode ser atribuído a um financiamento inadequado dos cuidados de saúde, ao planeamento e a acções estratégicas[30] . A nível comunitário, as tradições comuns de introdução precoce de água e outros fluidos à base de água antes dos 6 meses constituem um obstáculo ao aleitamento materno exclusivo[31] . A educação materna é uma das medidas mais importantes para melhorar a nutrição infantil, a sobrevivência, a saúde materna e a interação sócio-emocional. O Governo da Índia tomou várias medidas para melhorar a saúde materna e infantil e introduziu vários regimes como o Pradhan Mantri Matru Vandana Yojana e alterações aos subsídios de maternidade. As mães devem estar conscientes do que devem e não devem fazer durante a amamentação[30] . O que fazer inclui:

•Comece a amamentar o seu bebé imediatamente após o nascimento.

•O leite materno inicial - Colostro produzido durante os primeiros 2-3 dias é altamente nutritivo, protetor e suficiente para o bebé.

•Os bebés devem ser alimentados de 2 em 2 horas.

•-Dormir na mesma cama - O bebé deve estar sempre consigo na mesma cama.

•Aleitamento materno exclusivo até aos 6 meses de idade.

•Peça privacidade quando amamentar o seu bebé em público. O bebé não será alimentado corretamente se a mãe estiver desconfortável, stressada ou perturbada.

•O bebé deve ser alimentado de acordo com um horário adequado e não deve ser adiado.

•Mude a fralda antes da alimentação, pois vários estudos demonstraram que os bebés se alimentam melhor quando estão confortáveis.

•Colocar a aréola na boca do bebé juntamente com a tetina. Colocar apenas o mamilo na boca do bebé pode provocar hemorragias.

•As mães devem manter-se limpas e lavar as mãos, limpar a região do peito com um pano húmido antes e depois da amamentação.

- Todos os acessórios de amamentação também devem ser esterilizados.
- As mães devem beber muita água e manter-se hidratadas.
- As mães devem ter cuidado com a sua alimentação. Os alimentos que podem causar obstipação no estômago do bebé devem ser evitados.
- Antes da alta da maternidade, aprender as posições de pega para amamentar corretamente o bebé.

As proibições incluem:

- Não desista de amamentar o bebé, por muito difícil que seja. É um processo novo para a mãe e para o bebé
- Não ignore qualquer dor, como mamilos doridos. Consulte um médico para obter as pomadas corretas.
- Não consumir analgésicos ou medicamentos, exceto se prescritos pelo médico
- Não comece a amamentar se estiver zangada ou deprimida. O estado de espírito da mãe desempenha um papel importante e pode ser sentido pelo bebé
- Não dar qualquer alimento pré-lácteo antes da primeira mamada.
- Não dar ao bebé água com glicose, água com gás ou tónicos para a dentição
- Não coma nada muito picante, pois têm um sabor forte e podem afetar o leite materno.

PROBLEMAS DE SAÚDE COMUNS OBSERVADOS EM MÃES LACTANTES E OS SEUS EFEITOS ADVERSOS NO ESTADO ORAL DA CRIANÇA

Os dentes sofrem muitas alterações durante a gravidez e a amamentação. As mães lactantes devem cuidar bem dos seus dentes. Durante a amamentação, o corpo não sofre muitas alterações físicas como durante a gravidez. No entanto, tem de compensar as necessidades de nutrientes do bebé. Durante a lactação, os ossos quebram para enviar mais cálcio para a corrente sanguínea e os rins também libertam menos cálcio na urina, guardando-o para o leite. Se a degradação dos ossos da boca for demasiado grande, pode criar problemas nas gengivas e nos dentes. O impacto que a amamentação tem na saúde oral resulta de menos cuidados pessoais. É difícil cuidar do recém-nascido, o que faz com que haja menos tempo para cuidar de si própria. As mães podem negligenciar ou esquecer a higiene oral básica ou a hidratação enquanto cuidam do bebé. Várias revisões sistémicas sublinharam a necessidade de melhorar a saúde oral das mães e o seu impacto nos bebés[32] . A gengivite é a doença periodontal mais comum entre as mães que amamentam[33] .

Os problemas dentários mais comuns nas mães que amamentam são:

• Gengivite: A amamentação tem impacto nos ossos da boca e pode provocar inflamação das gengivas e outros problemas periodontais. Se as doenças periodontais, como a gengivite, não forem tratadas, podem resultar na perda de dentes.

• Cáries e cáries dentárias: Se não forem tomados os devidos cuidados com os dentes, isso pode levar a

a um maior risco de cáries dentárias.

• Deficiência de cálcio: O corpo necessita de cálcio para manter os ossos e os dentes saudáveis e este perde-se mais facilmente durante a amamentação.

• Ranger os dentes: O stress da maternidade e a posição dos músculos durante a alimentação podem criar tensão no pescoço e na cabeça. Esta tensão pode levar ao ranger dos dentes durante o sono

• Boca seca: As mães que amamentam devem ingerir mais líquidos e a falta de água suficiente pode causar secura na boca.

As mães lactantes devem compreender que a sua saúde oral influencia a saúde do bebé[34] . As alterações hormonais durante a gestação e o período puerperal podem estar relacionadas com a gengivite durante o período de amamentação. O número de dentes em falta na mãe reflecte-se no número de dentes cariados nos seus filhos[35] . Os cuidados dentários devem ser introduzidos na primeira infância e as mães desempenham um papel importante neste processo. Dois gémeos apresentavam candidíase e a mãe não estava consciente da necessidade de limpar o peito e a boca após a alimentação[36] . As mães lactantes devem compreender o impacto da limpeza da boca do bebé durante e após a alimentação. Vários estudos demonstraram as semelhanças entre a saliva da mãe e da criança através da análise por RMN. A saliva do bebé tem uma maior quantidade de açúcar, como a lactose, devido ao leite materno, e o perfil da saliva muda ao fim de 1 mês e 6 meses devido às concentrações de lactato, acetato, etc. A taxa de fluxo da saliva dos bebés é 18 vezes mais lenta do que a das crianças mais velhas e dos adultos[37] . As crianças amamentadas exclusivamente ao peito têm níveis mais elevados de lactose e baixos níveis de produção de ácido. O fluxo reduzido de saliva é um fator de retenção de bactérias nas superfícies orais e favorece o crescimento de bactérias. Uma maior concentração de ácidos e metabolismo de microorganismos está presente em crianças com dentição decídua. Estas tinham dentes erupcionados, áreas de esmalte mais elevadas para a colonização de microrganismos e maior produção de ácido. Um maior consumo de açúcar está correlacionado com um maior risco de cárie e é indicado na recomendação para a saúde oral na infância (AAPD 2014). As mães que amamentam devem prestar muita atenção à saúde oral e cuidar dos seus dentes. Elas podem cuidar adequadamente de seus dentes através de:

- Beber líquidos com sede
- Escovagem duas vezes por dia e fio dentário uma vez por dia

MEDICAMENTOS QUE PODEM SER PRESCRITOS

PARA MÃES LACTANTES

Em 1983, foi publicada a primeira declaração sobre a transferência de medicamentos e produtos químicos para o leite humano. [38]Para evitar tais complicações, um conhecimento detalhado das alterações fisiológicas durante a gravidez, da função placentária, dos efeitos da medicação no feto em desenvolvimento e do modo de ação da transferência do fármaco para o leite materno pode ajudar o pessoal de saúde a ensinar as suas doentes durante a gravidez e a lactação[39] . Existem muito poucos medicamentos para os quais a amamentação é absolutamente contra-indicada[40] . No entanto, existem alguns medicamentos que podem causar efeitos secundários no bebé - estes podem justificar a utilização de uma alternativa mais segura ou evitar temporariamente a amamentação.

Orientações para os medicamentos constantes da décima primeira Lista Modelo de Medicamentos Essenciais da OMS.

Amamentação e medicação da mãe	
Amamentação contra-indicada	Medicamentos anticancerígenos (antimetabolitos); Substâncias radioactivas (suspender temporariamente a amamentação)
Continuar a amamentar Efeitos secundários possíveis Vigiar o bebé quanto a sonolência	Medicamentos psiquiátricos e anticonvulsivantes selecionados (ver medicamento individual)
Utilizar um medicamento alternativo, se possível	Cloranfenicol, tetraciclinas, meteonidazol, antibióticos de quinolonas (por exemplo, ciprofloxacina)
Vigiar o bebé para detetar iterícia	Sulfonamidas, dapsona, sulfametoxazol + trimetoprim (cotrimoxazol), sulfadoxina + pirimetamina (fansidar)
Utilizar alternativas medicamento (pode inibir a lactação)	Estrogénios, incluindo contraceptivos contendo estrogénios, diuréticos tiazídicos, ergometrina
Seguro na dose habitual Monitorizar o bebé	Medicamentos mais utilizados Analgésicos e antipiréticos: cursos curtos de paracetamol, ácido acetilsalicílico, ibuprofeno; doses ocasionais de morfina e petidina Antibióticos: ampicilina, amoxicilina, cloxacilina e outros penicilinas, eritromicina Medicamentos antituberculose, medicamentos anti-lepra (ver dapsona acima) Antimaláricos (exceto mefloquina, fansidar) Anti-helmínticos, antifúngicos Broncodilatadores (por exemplo, salbutamol), corticosteróides, anti-histamínicos, antiácidos, medicamentos para a diabetes, a maioria dos anti-hipertensores, digoxina Suplementos nutricionais de iodo, ferro, vitaminas

Figura 4: Aleitamento materno e medicação da mãe[40]

A paciente dentária grávida:

Para as pacientes grávidas, há duas considerações a ter em conta: em primeiro lugar, os procedimentos dentários são electivos e podem ser adiados até ao fim da gravidez, mas nao podem ser evitados se a grávida tiver dores orais ou qualquer doença avançada. Em segundo lugar, algumas das mulheres em idade fértil podem não ter conhecimento de que estão grávidas. Os profissionais de saúde devem considerar a possibilidade de a doente engravidar enquanto ainda está a tomar medicamentos. Três a oito semanas a partir do dia da conceção é considerado o período mais crítico de risco teratogénico para o feto. Os medicamentos que provocam anomalias estruturais e de desenvolvimento, como fenda labial, fenda palatina e fitomelia no feto, são conhecidos como medicamentos teratogénicos. As principais considerações clínicas para os médicos prescreverem medicamentos a pacientes grávidas são as seguintes:[41] :

Clinical considerations regarding medication use in patients who are pregnant.

Use medication only if the expected benefits (usually to the mother) are greater than the potential risks (usually to the fetus)

Try to avoid prescribing medication during the patient's first trimester of pregnancy

Prescribe drugs that have been used extensively by pregnant women, not new drugs that may yet be untested in pregnant patients

Prescribe the minimum dose required to obtain the desired effect

Recognize that the absence of data does not imply safety

Figura 5: Considerações clínicas durante a gravidez[41]

O objetivo é manter um equilíbrio entre o risco potencial do medicamento (normalmente para o feto) e a sua eficácia na eliminação da doença.

A paciente dentária que amamenta

De acordo com os dados divulgados em 2010, sobre a incidência de amamentação entre as crianças nascidas nos EUA entre 2000 e 2008 pelos "Centros de controlo e prevenção de doenças", a percentagem foi considerada elevada[42] . A maior percentagem de amamentação, bem como a crescente capacidade de resposta, leva a que mais doentes questionem os seus profissionais de saúde sobre a segurança dos medicamentos. Resumo das considerações clínicas sobre a utilização de medicamentos e o aleitamento materno apresentado na caixa seguinte.

Considerações clínicas sobre o uso de medicamentos em pacientes que estão a amamentar.

Aconselhar o doente a minimizar a exposição da criança amamentada aos medicamentos que a mãe está a receber, por exemplo, através da calendarização das mamadas ou da extração e eliminação do leite
Reconhecer os potenciais efeitos dos medicamentos na criança e fazer recomendações ao doente sobre o controlo ou a resposta a esses efeitos
Considerar o ajuste da dosagem durante a lactação
Compreender os efeitos do medicamento na produção de leite e explicar claramente esses efeitos à doente
Verificar se o medicamento está presente no leite humano (e, em caso afirmativo, em que quantidade) Conhecer os efeitos do medicamento na criança amamentada e explicar claramente esses efeitos à doente

Figura 6: Considerações clínicas durante a amamentação[41]

Para a maioria dos medicamentos, o bebé é exposto a uma concentração muito mais elevada durante a gravidez do que durante a lactação. Por conseguinte, se um fármaco for seguro durante a gravidez, pode considerar-se a sua continuação também durante a lactação.

Principais considerações sobre a medicação durante a gravidez e o aleitamento.			
AGENTE	CATEGORIA FDA PR*	SEGURO DURANTE A GRAVIDEZ?	SEGURO DURANTE AMAMENTAÇÃO?
Analgésicos e Anti-	B	Sim	Sim
inflamatórios+	C/D	Evitar	Evitar
Acetaminofeno	C	Utilizar com precaução	Sim
Aspirina	C	Evitar	Sim
Codeína	C	Utilizar com precaução	Utilizar com precaução
Glucocorticóides	C/D	Evitar a utilização em terceiros	Sim
(dexametasona,	B	trimestre	Utilizar com precaução
prednisona)		Utilizar com precaução	
Hidrocodona			
Ibuprofenos			
Oxycodone			
Antiblotles	B	Sim Sim Sim Sim Utilizar com	Sim

Amoxicilina	B	precaução Sim Sim Evitar Sim	Sim
Azitromicina	B		Sim
Cefalexina	B		Sim
Clorexidina	C		Utilizar com precaução
(atual)	B		Sim
Claritromicina	B		Sim
Clindamicina	D		Evitar
Clotrimazol	B		Utilizar com precaução
(tópica) Doxiciclina Eritromicina Fluconazol Metronidazol Nistatina Penicilina Terconazol (tópico) Tetraciclina	C/D B C B B D	Sim (regimes de dose única) Sim Sim Sim Sim Evitar	Sim Evitar pode dar ao leite materno um sabor desagradável Sim Sim Sim Evitar
Anestésicos locais Articaína Bupivacaína Lidocaína (com ou sem epinefrina) Mepivacaína (com ou sem levonordefrina) Prilocaína Benzocaína (tópica) Diclonina (tópica) Lidocaína (tópica) Tetracaína (tópica)	C C B C B C C B C C	Utilizar com precaução Utilizar com precaução Sim Utilizar com precaução Sim Utilizar com precaução Sim Sim Utilizar com precaução	Utilizar com precaução Sim Sim Sim Sim Utilizar com precaução Sim Sim Utilizar com precaução
Sedativos	D/X	Evitar	Evitar
Benzodiazepinas	C	Utilizar com precaução	Utilizar com precaução
Zaleplon	C	Utilizar com precaução	Sim
Zolpidem			
Medicamentos de emergência Albuterol Difenidramina Epinefrina Flumazenil Naloxona Nitroglicerina	C B C C C C C	Os inaladores de esteróides e de β2-agonistas são seguros Sim Utilizar com precaução Utilizar com precaução Utilizar com precaução	Sim Avaid Sim Utilizar com precaução Utilizar com precaução Utilizar com precaução

Figura 7: Principais considerações sobre a medicação durante a gravidez e a amamentação[41]

Analgésicos:

Os analgésicos, disponíveis em várias dosagens e preparações, devem ser administrados a curto prazo, durante 2-3 dias. Normalmente, a indicação para a prescrição de analgésicos por um dentista é a dor dentária aguda. Os analgésicos da categoria B são os fármacos de eleição para o controlo da dor em doentes grávidas. O acetaminofeno (categoria B) pode ser utilizado para o controlo da dor, mas deve ser feita uma verificação da dose para evitar a toxicidade para o fígado. Além disso, a acetaminofena provoca menos irritação gástrica, pelo que as probabilidades de hemorragia gástrica são insignificantes, o que confere à sua utilização uma vantagem sobre os AINE. Os AINEs também aumentam o risco de desenvolvimento de anomalias cardíacas no feto. O Celecoxib e o Ibuprofeno podem ser administrados no início da gravidez. Se a dor não puder ser controlada com estes medicamentos, podem ser administrados opióides de venda livre. Mas todos os opiáceos têm grandes probabilidades de provocar a síndrome de abstinência neonatal. Além disso, os analgésicos opiáceos têm um risco elevado de causar dependência física, pelo que deve ser efectuada uma consulta sobre a dose e um controlo rigoroso da mesma, para evitar o desenvolvimento dessa dependência[43] .

As infecções comuns durante a gravidez são tratadas com antibióticos para prevenir infecções maternas ou neonatais durante o parto ou no pós-parto após cirurgia cesariana[44] . Os antibióticos mais frequentemente utilizados em medicina dentária são as penicilinas (como a amoxicilina e a ampicilina) e as cefalosporinas (como a cefalexina e o cefaclor), que são geralmente consideradas seguras durante a gravidez. Tradicionalmente, as tetraciclinas têm sido contra-indicadas em mulheres grávidas e lactantes devido à possibilidade de manchas permanentes nos dentes do feto em desenvolvimento e devido ao risco de hepatotoxicidade em mulheres grávidas. As tetraciclinas de segunda geração, como a doxiciclina, têm menos efeitos secundários, embora não seja claro se podem causar manchas permanentes nos dentes quando prescritas a mulheres grávidas[44] .
Com base num inquérito CAP entre dentistas da República Dominicana relativamente à prescrição de antibióticos a mulheres grávidas/amamentando, concluímos que a maioria dos dentistas obtém os seus conhecimentos a partir da sua formação académica ou de sites especializados, em vez de recorrer à literatura científica. Embora a maioria dos inquiridos esteja em conformidade com as diretrizes sobre a utilização de antibióticos, um número significativo de respostas dos dentistas correspondeu a uma utilização inadequada. A penicilina foi o antibiótico mais frequentemente prescrito a mulheres grávidas/lactantes entre os médicos dentistas. Verificou-se uma lacuna significativa entre o conhecimento e a prática, e os estudos futuros devem visar os factores determinantes de um conhecimento deficiente e de práticas desviantes, que não resultam em benefícios clínicos para um doente dentário[45] .

Anestésicos locais (AL):

A gravidez afecta a sensibilidade dos nervos aos AL e concluiu-se que isto é verdade para os seres humanos, uma vez que ocorre um abrandamento da condução nervosa[46]. Teoricamente, foi demonstrado que uma injeção intravascular de epinefrina provoca um fluxo sanguíneo uteroplacentário insuficiente. Além disso, os AL cuja utilização é considerada segura numa mulher grávida não atravessam as barreiras placentárias por difusão. A tensão arterial e os níveis de açúcar devem ser verificados e registados antes da administração de AL em doses mínimas com uma técnica de aspiração adequada. A toxicidade dos AL é reduzida devido à diminuição da absorção no caso dos vasoconstritores. Em geral, não parece haver qualquer contradição significativa para o uso cuidadoso da lidocaína com epinefrina em doentes grávidas, uma vez que melhora a anestesia local, reduz os seus níveis de pico e, por conseguinte, prolonga o bloqueio neural[47]. A levonordefrina é menos potente do que a epinefrina no aumento da PA ou como vasoconstritor, mas é uma má escolha para doentes grávidas, uma vez que a sua elevada concentração é um vasoconstritor potente e, por conseguinte, acarreta um elevado risco para o feto. O propofol é uma alternativa razoável à cetamina e ao remifentanil (categoria C). A cetamina, devido à sua interação com certos fármacos, pode levar a um aumento da PA, o que pode provocar tendências hemorrágicas. As mulheres grávidas têm uma predisposição para uma tensão arterial elevada, pelo que a cetamina deve ser evitada. Além disso, pode ocorrer uma ligeira vasodilatação e apneia aguda. A pré-eclâmpsia pode ser causada pela anemia fisiológica da gravidez e é caracterizada por uma maior retenção de H_2O e uma PA elevada. A PA elevada pode afetar e ser agravada pela anestesia com AL ou em contraste insuficiente. Concentrações elevadas de lidocaína, mepivacaína e bupivacaína injetadas perto da artéria umbilical podem provocar o desenvolvimento de bradicardia fetal. Tanto a Prilocaína como a Lidocaína podem atravessar a barreira placentária e atingir o feto, pelo que deve ser aplicada uma dose mínima sempre que necessário.As instruções de higiene oral, o controlo da placa bacteriana e a profilaxia periodontal podem ser realizados em qualquer altura durante a gravidez. A doente grávida deve tomar certas precauções e medidas preventivas durante os procedimentos dentários. Devem ser dadas instruções para beber água suficiente e consumir uma refeição de proteínas ou hidratos de carbono, de modo a proteger a grávida de estados de desidratação e episódios de hipoglicemia, respetivamente.

Tem de ser seguido um protocolo de esterilização adequado. No que diz respeito à realização de radiografias dentárias, recomenda-se a utilização de dispositivos de retenção de receptores não utilizados, esterilizáveis pelo calor e descartáveis, para um controlo ótimo das infecções. A avaliação e a revisão da história clínica e os critérios de aceitabilidade da FDA devem determinar os medicamentos que são prescritos ou após consulta do médico do doente, se necessário.

ALEITAMENTO MATERNO E SUAS CONSEQUÊNCIAS

MARCO DE DESENVOLVIMENTO

Desde 1929, os efeitos benéficos do aleitamento materno no desenvolvimento do cérebro têm sido repetidamente demonstrados. Muitos estudos observacionais demonstraram que o aleitamento materno está associado a melhores resultados cognitivos, incluindo o neurodesenvolvimento, a linguagem e a inteligência. Além disso, esta associação pode ser produzida por diferenças nos factores demográficos, socioeconómicos e ambientais entre as mães que amamentam e as que não amamentam. Nos países com rendimentos elevados, as mães com níveis mais elevados de educação, posição social, rendimento e inteligência têm maior tendência para amamentar e para o fazer de forma mais exclusiva e durante mais tempo. Assim, é mais provável que os seus filhos tenham funções cognitivas mais elevadas, o que pode resultar numa associação superficial entre o aleitamento materno e uma melhor cognição infantil. Num artigo de revisão recente sobre a amamentação, Taylor (1977) chamou a atenção para alguns alegados -prováveis benefíciosl para o bebé devido a esta forma de alimentação. Na lista estavam incluídos um desenvolvimento motor precoce mais rápido, maior capacidade de aprendizagem, QI mais elevado e menos problemas psicológicos. Outros sugeriram que a amamentação resulta num discurso mais claro e num melhor progresso na leitura precoce nos rapazes[48] e num crescimento cerebral mais rápido, tal como avaliado pelas medidas do perímetro cefálico[49] . O dentista deve compreender os marcos de desenvolvimento corretos para utilizar abordagens de orientação comportamental adequadas. As crianças entre os três e os cinco anos de idade encontram-se no "estádio pré-operacional" de desenvolvimento do psicólogo clínico Jean Piaget. A incapacidade de compreender o raciocínio concreto, a imaginação para o jogo criativo e a compreensão das coisas a partir de várias perspectivas ("egocentrismo") são caraterísticas do estabelecimento da linguagem, bem como de um papel ativo. A tabela seguinte apresenta uma lista de marcos de desenvolvimento com base na idade, bem como preocupações de saúde adequadas[50] .

IDADE	FÍSICO	LÍNGUA E DESENVOLVIMENTO DA COMUNICAÇÃO	DESENVOLVIMENTO COGNITIVO	SOCIAL E DESENVOLVIMENTO EMOCIONAL
3	Corridas	Segue as instruções com 2 passos:	Ativo imaginação	Menos egocêntrico
4	Sobe e desce as escadas com um pé de cesto em cada degrau	Apanhar a bola e colocá-la no cesto Frases de 4 palavras	Histórias de amor Aparafusar as tampas dos frascos, rodar os puxadores das portas	Gosta de agradar Pode ficar perturbado com o reforço. alterações na rotina
	Esperar e ficar de pé até 2 segundos Apanha uma bola com osso	Conhecer a gramática básica Respostas: quem, o quê, onde, o quê, porquê? Canta canções de memória	Nomeia algumas cores e números Compreender a contagem e o tempo	Cooperetes e jogo 3 Não é possível separar a realidade do facto Conversações para impor poderes
		Conta histórias	Compreender igual? diferente	
5	Utiliza utensílios Utilização independente de ferramentas Baloiços e trepadeiras	Comunicação fácil Conta histórias simples utilizando frases completas	. Conjuntos 10+ Objectos Nomes algumas letras números Conhece os objectos diários (dinheiro, comida)	Mostra mais independência Seguir as regras Compreender a realidade/fantasia Quer ser como os amigos
				Orgulha-se dos seus bens

Figura 8: Marcos de desenvolvimento relacionados com a idade

1. Idade em que se atingem os marcos de sorrir, sentar-se sem ajuda, andar sem ajuda, falar por palavras simples e falar por frases.
2. Coordenação motora grossa (Bayley, 1961).
3. Coordenação motora fina (Silva, 1976).
4. Compreensão e expressão verbais (Reynell, 1969; McKerracher et al., 1977).
5. Inteligência (Dunn, 1965).
Problemas de comportamento das crianças: problemas de separação, falta de concentração e hiperatividade. Estes são observados pelo psicometrista e foram definidos como: problemas de separação: a criança está muito perturbada, chora, agarra-se à mãe, pode ter uma birra ou retrair-se, recusando-se a olhar para o examinador ou a falar com ele. Mantém-se agarrada à mãe durante toda a entrevista. concentração curta: presta atenção a tarefas muito brevemente, altamente distrativo, atenção fugaz e esporádica, a falta de concentração interfere significativamente com o desempenho nos testes hiperatividade: hiperatividade e inquietação extremas, não consegue estar quieto, está constantemente em movimento, as actividades não são em resposta a estímulos externos específicos.
7. A altura, o peso e o perímetro cefálico foram medidos conforme descrito por Clarkson et al. (1975)

Quadro 4: Caraterísticas do desenvolvimento da criança

A sucção é um marco importante para qualquer bebé, e começa na vigésima semana de gravidez. É essencial desenvolver a alimentação através do peito da mãe, da sucção do polegar, das mãos ou da chupeta. Acredita-se muitas vezes que as chupetas são inofensivas ou mesmo necessárias e benéficas para o desenvolvimento dos bebés. Como forma de acalmar e estimular o bebé, aliviar o desconforto actuando como analgésico e satisfazer o reflexo de sucção não-nutritiva (NNS) inerente ao bebé, a utilização de chupetas é diária em diferentes culturas.

Além disso, uma meta-análise concluiu que as chupetas têm um efeito positivo na redução do tempo de hospitalização dos bebés prematuros. Numa tentativa de minimizar o risco de síndrome da morte súbita do lactente (SIDS), as chupetas também foram envolvidas (SIDS). Embora não se conheça totalmente o mecanismo específico pelo qual o fazem, propõe-se que a utilização de chupetas possa melhorar a permeabilidade das vias respiratórias durante o sono, evitar que o bebé role para uma posição de bruços, incentivar a estabilidade cardiovascular e melhorar a regulação autonómica da respiração. As chupetas são frequentemente utilizadas para consolar os bebés que gritam, melhorar o bem-estar dos pais e dos bebés e evitar a sucção dos polegares ou dos dedos. Um método amplamente difundido é a utilização de chupetas para satisfazer o reflexo de sucção. Os dedos, as chupetas ou os brinquedos podem ajudar sobretudo a satisfazer necessidades instintivas. Para além das suas vantagens, as chupetas têm muitas vezes associações negativas que têm dificultado o seu uso. Estas incluem o aumento do risco de desenvolvimento de otite média, potenciais perturbações na amamentação e o desenvolvimento de confusão dos mamilos e má oclusão dos dentes em certos casos. Tem sido proposto que a otite média por disfunção da trompa de Eustáquio e o refluxo de secreções nasofaríngeas para o ouvido médio podem ser causados pelo uso de chupetas, tendo os estudos concluído que o atraso no início da amamentação por parte das mães leva à introdução precoce de chupetas nos seus bebés. A procura de aleitamento materno para os bebés diminui a prevalência do uso de chupetas no primeiro mês de vida; o aleitamento materno exclusivo atrasa a introdução de chupetas nos bebés. Os estudos não revelaram qualquer diferença estatisticamente significativa entre a introdução de chupetas nos bebés e a oferta de biberão. A maioria das mães estudadas respondeu que a chupeta é utilizada para dar conforto aos bebés durante episódios de stress, para acalmar e acalmar os bebés, e também é utilizada em caso de síndrome do leite insuficiente, mastite ou anomalias da mama ou do mamilo, uma vez que a chupeta alivia o desconforto dos dentes dos bebés. Menos de um por cento das mães estudadas iniciaram a amamentação dos seus bebés na primeira hora de vida, mas três quartos delas responderam que se ofereceram para amamentar de acordo com a procura dos bebés. Além disso, dois terços dos bebés receberam aleitamento materno exclusivo até aos seis meses.

IMPORTÂNCIA DA NUTRIÇÃO COMPLEMENTAR

O termo "alimentação complementar" é cada vez mais utilizado a nível internacional em vez de "desmame". O Departamento de Saúde do Reino Unido (DH) recomendou o aleitamento materno exclusivo durante os primeiros seis meses de vida do bebé e a introdução de sólidos a partir dos seis meses de idade (26 semanas)[51] . Mais recentemente, em 2008, a Sociedade Europeia de Gastrenterologia Pediátrica, Hepatologia e Nutrição (ESPGHAN)[52] e a Sociedade Norte-Americana de Gastrenterologia Pediátrica, Hepatologia e Nutrição (NASPGHAN) analisaram a literatura sobre alimentação complementar para bebés saudáveis de termo e recomendaram que A amamentação exclusiva durante cerca de seis meses é um objetivo desejável A alimentação complementar não deve ser introduzida antes das 17 semanas (quatro meses) nem depois das 26 semanas (seis meses).O aleitamento materno continua durante todo o desmame, particularmente nas fases iniciais A introdução do glúten entre os quatro e os sete meses pode reduzir o risco de doença celíaca, diabetes tipo 1 e alergia ao trigo. Embora a DH recomende que se evitem alimentos com elevado teor de alergénios, como o ovo e o peixe, até aos seis meses de idade, a revisão do ESPGHAN afirma que não há provas de que este atraso reduza a probabilidade de alergias. No entanto, tanto a OMS como a DH recomendaram que cada bebé deve ser tratado individualmente, uma vez que crescem a ritmos diferentes.

Alimentação Complementar Adequada:

- Oportuno: Introduzido quando a necessidade de energia e nutrientes excede a fornecida pela amamentação

- Adequado: Deve fornecer energia, proteínas e micronutrientes suficientes

- Alimentação correta: Método de alimentação ativa e frequência adequada de acordo com a idade

- Seguro: Deve ser preparado, armazenado e alimentado de forma higiénica

Momento da alimentação complementar:

- Pouco depois de completar 6 meses de idade
- Leite materno suficiente para promover o crescimento e o desenvolvimento até aos 6 meses

- O desenvolvimento e o comportamento do bebé preparam-no para outros alimentos Segura objectos e leva tudo à boca Começam os movimentos de mastigação, a tendência para empurrar os sólidos para fora diminui, a erupção dos dentes e o início dos movimentos de morder.

Idade de introdução:

●Desvantagens de adicionar alimentos demasiado cedo: Diminuição da ingestão de leite materno, resultando numa dieta pobre em nutrientes Aumento do risco de doenças, especialmente diarreia

●Desvantagens de adicionar alimentos demasiado tarde: O crescimento e o desenvolvimento abrandam ou param

●Risco de carências e malnutrição

Como começar com a alimentação complementar?

Começar aos 6 meses com pequenas quantidades de alimentos; aumentar a quantidade com a idade, mantendo a amamentação frequente.

●Aumentar a consistência e a variedade dos alimentos com a idade

●uma alimentação com puré e semi-sólidos aos 6 meses;

●Pode alimentar-se com alimentos de dedo aos 8-9 meses

●Aos 12 meses, os alimentos da família podem ser consumidos

Alimentos a evitar:

●Chá e café: interferem com a absorção do ferro

●Bebidas gaseificadas: Sem valor nutricional

●Demasiadas bebidas açucaradas e sumos de fruta: provocam uma diminuição do apetite por outros alimentos nutritivos e também podem provocar fezes moles.

●Frutos secos: podem provocar asfixia

Quantidade a oferecer Técnicas de alimentação:

Alimente diretamente os bebés e ajude as crianças mais velhas a comer; seja sensível aos sinais de fome e saciedade

●Alimentar com paciência; encorajar, mas não forçar

●Se a criança recusar, experimente diferentes combinações de alimentos, sabores e texturas

●Minimizar as distracções durante as refeições

●Falar com a criança durante a alimentação; manter o contacto visual

Alimentação complementar - Mensagens-chave

• Comece logo após completar 6 meses de idade, juntamente com a continuação da amamentação. Alimentos complementares - consistência correta, densidade energética e variedade para satisfazer todas as necessidades nutricionais da criança em crescimento.

• Alimentação reactiva - alimentada com paciência, dando atenção e tempo adequados. Os alimentos devem ser preparados, armazenados e dados às crianças de forma higiénica.

• Continuar a alimentação durante a doença e aumentar durante a convalescença.

Dadas as implicações para a saúde dentária, a importância da alimentação dos jovens é óbvia. Recomenda-se o aconselhamento nutricional para conhecer melhor os padrões alimentares de toda a família, com destaque para o consumo de açúcar e a quantidade de ingestão diária de qualquer refeição que contenha hidratos de carbono simples. É fundamental fornecer um aporte adequado de energia e de nutrientes, tais como vitaminas, minerais e cálcio, para permitir o crescimento e a criação do organismo; na realidade, existe uma relação entre a ingestão de hidratos de carbono fermentáveis e o desenvolvimento de lesões cariosas. Os perigos da ingestão frequente de produtos químicos devem ser abordados, assim como o conhecimento de que produtos como a fruta contêm essas substâncias. Os probióticos, que são igualmente eficazes na acumulação de biofilmes bacterianos. A tabela abaixo lista os produtos remineralizantes e a sua utilização na prevenção das cáries nas crianças. Por fim, já estão disponíveis soluções não farmacêuticas para A clorexidina é administrada às crianças que dela necessitam para prevenir a irritação das gengivas. Os probióticos, por exemplo, acumulam biofilmes bacterianos e são igualmente eficazes. No entanto, pode ser utilizado a 0,05% em combinação com o ingrediente extra à base de flúor na formulação. Enxaguatório bucal durante um longo período de tempo (não mais de um mês de tratamento). A utilização de uma ferramenta de avaliação do risco de cárie pode ajudar os prestadores de cuidados de saúde a dar conselhos adequados ao domicílio, identificando o risco de cárie de um paciente, o que melhora as sugestões de diagnóstico e tratamento[53] .The Caries Management by Risk Assessment Form (CAMBRA), que pode ser encontrado no Journal of the California Dental Association, bem como formulários adicionais da American Dental Association e da American Academy of Pediatric Dentistry, são frequentemente utilizados...A dieta também é vital para preservar a saúde dentária, e é desejável começar a desenvolver bons comportamentos e padrões alimentares assim que a criança nasce. O leite materno é o primeiro alimento capaz de satisfazer todas as necessidades nutricionais, exceto o ferro e a vitamina C, até aproximadamente ao quarto mês de vida.

	Baixo risco	Risco médio	Risco elevado
	Higiene oral instruções: 2 min de escovagem, de preferência após cada refeição principal	Higiene oral instruções: 2 min de escovagem, de preferência após cada refeição principal	Higiene oral instruções: 2 min de escovagem, de preferência após cada refeição principal
	Coleção de informações sobre o hábitos alimentares e orais saúde de crianças e famílias	Coleção de informações sobre o hábitos alimentares e orais saúde das crianças e famílias	Coleção de informações sobre o hábitos alimentares e orais saúde das crianças e famílias
Primário prevenção	Oral profissional higiene de 6 em 6 meses	Oral profissional higiene de 4 em 4 meses	Oral profissional higiene de 3 em 3 meses
	Utilização profissional de remineralizadores agentes: à base de fluoreto, caseína fosfopeptídeo cálcio amorfo fosfato ou zinco-substituído gel de hidroxiapatite ou mousse, auto montagem oligopeptídeo SAP-P11-4	Utilização profissional de agentes remineralizadores: à base de fluoreto, caseína fosfopeptídeo amorfo fosfato de cálcio ou zinco-substituído hidroxiapatite gel ou mousse, autónomo montagem oligopeptídeo SAP-P11-4	Utilização profissional de remineralizadores agentes: à base de fluoreto, caseína fosfopeptídeo cálcio amorfo fosfato ou zinco-substituído gel de hidroxiapatite ou mousse, auto montagem oligopeptídeo SAP-P11-4
	Utilização doméstica de remineralizante agentes, como pastas de dentes que contenham fluoreto ou	Utilização doméstica de remineralizante agentes, como pastas de dentes que contenham fluoreto ou	Utilização doméstica de remineralizante agentes, como pastas de dentes que contenham fluoreto ou

zinco-substituído	zinco-substituído	zinco-substituído
hidroxiapatite	hidroxiapatite	hidroxiapatite
	e mousse com	e mousse com
	zinco-substituído	zinco-substituído
	hidroxiapatite	hidroxiapatite uma vez por
	uma vez por dia durante 10 dias,	dia durante 10 dias, para
	para	cerca de 10 min
	cerca de 10 min	

Figura 9: Instruções de higiene oral

As consultas de rotina de re-atendimento devem incorporar a aplicação de flúor tópico, como o verniz fluoretado, e avaliar se os molares primários em pacientes de alto risco beneficiariam da colocação de selante. A equipa dentária deve rever a dieta com ênfase nos efeitos prejudiciais da ingestão frequente de alimentos e bebidas que contenham açúcares naturais ou adicionados. A equipa dentária deve promover hábitos de higiene oral protectores tanto para as crianças como para os prestadores de cuidados. A escovagem duas vezes por dia pelo prestador de cuidados, que é responsável por distribuir uma quantidade do tamanho de uma ervilha de pasta dentífrica fluoretada, é recomendada, independentemente do risco, para crianças entre os 3 e os 5 anos de idade. As crianças que são capazes de cuspir devem usar pasta dentífrica com um elevado teor de flúor. Devido ao seu potencial para reduzir os níveis de Streptococcus mutans na placa bacteriana e na saliva, o xilitol pode ser aconselhado para indivíduos de risco moderado e elevado. A entrevista motivacional pode ser utilizada para envolver a família e desenvolver objectivos de auto-gestão para melhores cuidados em casa.

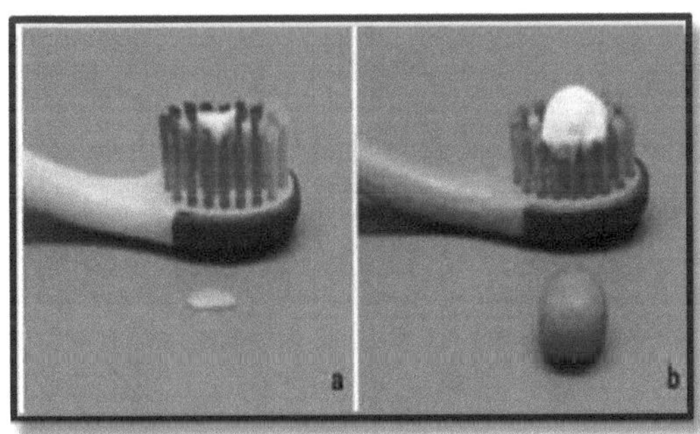

Figura 10:
(a) Recomenda-se uma pequena camada de pasta de dentes, do tamanho de um grão de arroz, para crianças com menos de 3 anos de idade.
(b) Recomenda-se uma quantidade de pasta dentífrica do tamanho de uma ervilha para crianças com idades comprendidas entre os 3 e os 5 anos.

O leite é uma dieta completa, importante para a obtenção e manutenção da saúde dentária, porque é uma fonte de cálcio, que é o ingrediente básico do material inorgânico dos ossos e dos tecidos duros dos dentes; o leite materno é o primeiro alimento capaz de suportar todas as necessidades nutricionais, exceto o ferro e a vitamina C, até cerca do quarto mês de vida. Por isso, durante o crescimento, é preferível fazer refeições variadas, dando preferência a alimentos que exijam uma mastigação adequada para aumentar o fluxo salivar. É verdade. A frequência do consumo de hidratos de carbono fermentáveis deve ser reduzida ao mínimo e confinada às refeições primárias, após as quais se pode realizar uma higiene oral adequada. A ingestão deste tipo de refeições ao longo do dia leva a que o pH desça repetidamente, promovendo a desmineralização dos tecidos duros dos dentes, assim como o uso de chupeta açucarada e o uso não nutritivo de biberão com líquidos açucarados. Nesta situação, são preferíveis os snacks de fruta e legumes, bem como o leite ou o queijo. Álcoois de açúcar (xilitol, sorbitol e manitol), edulcorantes sintéticos (aspartame, sacarina, ciclamatos e acessulfame-k), edulcorantes naturais (miracolina, taumatina, monelina, filodulina, esteviosídeo e glicirrizina), açúcares hipo acidogénicos e derivados hidrogenados de hidratos de carbono.A cárie é uma doença degenerativa que danifica os tecidos duros do dente e é causada pela atividade ácida das bactérias que se encontram naturalmente na boca. Estas bactérias multiplicam-se rapidamente e aproveitam os hidratos de carbono que foram injectados na dieta das crianças. Como este artigo mostra, é uma doença de etiologia complicada causada principalmente por uma má higiene dentária, maus hábitos alimentares e uma alteração na ecologia bacteriana oral.

Açúcares, bebidas açucaradas, snacks industriais, caramelos, balas, doces, chocolates, sumos de fruta industrializados, cereais matinais, conservas de tomate, molhos ou vinagre balsâmico, carnes em conserva, pão de forma, etc., são considerados altamente cariogénicos. O risco de cárie deve ser avaliado com base nos padrões alimentares das crianças e dos pais. A prevenção foi estabelecida tendo em conta todos os elementos necessários e/ou as práticas de manutenção que visam restabelecer as melhores condições possíveis no ambiente Fechar as sessões de higiene profissional e remineralizar as regiões da cavidade oral A utilização de produtos que contenham flúor ou outros agentes remineralizantes representa o maior perigo. hidroxiapatite biomimética substituída por zinco.

IMPACTOS DE UMA ALIMENTAÇÃO INADEQUADA SAÚDE ORAL DA CRIANÇA

- **Durante o período pré-datado**
- **Na dentição mista**

- **Defeitos na dentição permanente**

O desenvolvimento da estrutura do rosto humano é um processo extremamente complicado, dinâmico e complementar. Qualquer alteração nesse mecanismo pode resultar em anormalidades, que, se detectadas a tempo, podem ser revertidas. Este capítulo abordará o desenvolvimento crânio-facial e da dentição decídua desde o nascimento até os seis anos de idade, bem como as diversas terapias utilizadas para regular a dentição, o crescimento e o desenvolvimento nessa fase.

Anomalia no crescimento do esqueleto:

Vários exemplos de malformações do desenvolvimento craniofacial ocorrem durante o período pré-natal e pós-parto, na sua maioria devido a etiologia genética, deficiências genéticas, ambientais ou de ácido fólico. Estas condições são responsáveis por mais de um terço de todas as anomalias congénitas. 20 A síndrome de Treacher Collins é uma doença hereditária, enquanto a sequência de Pierre-Robin parece ser causada por problemas mecânicos. A literatura contém uma lista abrangente de condições craniofaciais. Estes distúrbios têm um impacto nas estruturas craniofaciais e dentárias. Desde a primeira infância, a maioria das crianças é tratada por uma equipa interdisciplinar. A maioria das anomalias dentárias são descobertas após os primeiros anos de vida. Isto adia os componentes dentários e orofaciais do diagnóstico sindrómico, que são críticos para a avaliação das variáveis de prognóstico e para o momento e tratamento corretos da função oral, da estética e dos aspectos sociais.

Desenvolvimento e erupção dos dentes:

Uma camada epitelial cobre o ectoderma que reveste a cavidade bucal durante a sexta semana de gravidez. O epitélio oral prolifera e cria a lâmina dentária na área dos futuros processos alveolares. A lâmina dentária começa a crescer nas áreas onde os 20 dentes principais estão posicionados. Como resultado, surgem os placódios, que acabam por se transformar em germes dentários.

Os dentes são formados ao longo de um período de tempo e passam por várias fases. As fases são divididas com base na morfologia do componente epitelial do dente:

1) Fase de lâmina dentária;

2) Estágio de broto. Esta é a primeira fase ou fase proliferativa da proliferação das células

epiteliais orais, ocorre entre as células e as células mesenquimatosas vizinhas

3) Fase do gorro: o gomo desenvolve progressivamente uma superfície côncava, que é designada por fase do gorro. Nesta altura,

Existem três secções distintas nesta fase: o órgão do esmalte, a papila dentária (o mesênquima dentário que rodeia o órgão do esmalte) e a papila dentária (o mesênquima dentário que rodeia o órgão do esmalte). O órgão do esmalte e o folículo pericoronário (células próximas da papila pericoronária) rodeiam-no.

4) Fase de sino: esta fase distingue-se por duas caraterísticas:

a) A forma final da coroa do dente é determinada pela junção interna entre o epitélio do esmalte e a papila dentária,

b) células da papila dentária do epitélio interno do esmalte

O epitélio do esmalte alonga-se e diferencia-se em ameloblastos, que se tornarão as células formadoras do esmalte no futuro.

Figura 11: Fases do desenvolvimento dentário

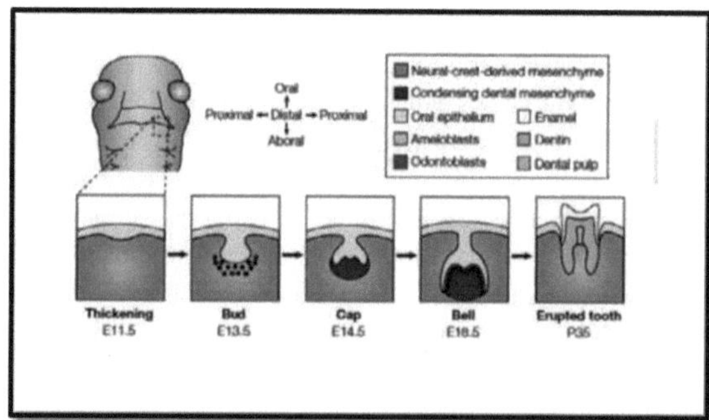

A migração dos dentes em crescimento através do osso e da mucosa até atingirem o plano oclusal é conhecida como erupção. Quando os primeiros sintomas da raiz do dente aparecem, a erupção começa. A fase pré-eruptiva, a fase pré-eruptiva pré-funcional e a fase eruptiva são as três fases em que o dente se movimenta ao erupcionar. Os dentes em crescimento migram em várias direcções ao longo do período pré-eruptivo para manter a sua localização nos maxilares em desenvolvimento. A fase eruptiva pré-funcional começa com a criação da raiz e termina com o contacto oclusal dos dentes. A fase eruptiva funcional é o passo final. Esta fase começa quando os dentes se juntam em oclusão e dura enquanto os dentes estiverem na cavidade bucal. Algumas das anomalias na erupção dentária incluem: dentes decíduos retidos, dentes decíduos submersos ou anquilosados, restos de dentes decíduos ou dentes neonatais:

• Espaços: normalmente, dois terços das crianças na dentição decídua têm espaços generalizados entre os dentes, enquanto o outro terço não os tem.

• Espaços dos primatas: estão localizados mesialmente aos caninos primários superiores e distalmente aos caninos primários inferiores;

• Relação canina: é o melhor preditor de sobremordida: normalmente entre 30 a 50% ou 2 mm;

• Overjet: normalmente, 1 a 3 mm.

A oclusão ideal na dentição decídua é:

• Plano terminal reto ou degrau mesial com caninos de classe I;

• Espaços generalizados, incluindo espaços de primatas;

• Relações ântero-posteriores de sobressaliência = 2 mm e sobremordida = 2 mm na dentição permanente;

• Relação dos caninos: é o melhor preditor das relações antero-posteriores na dentição permanente;

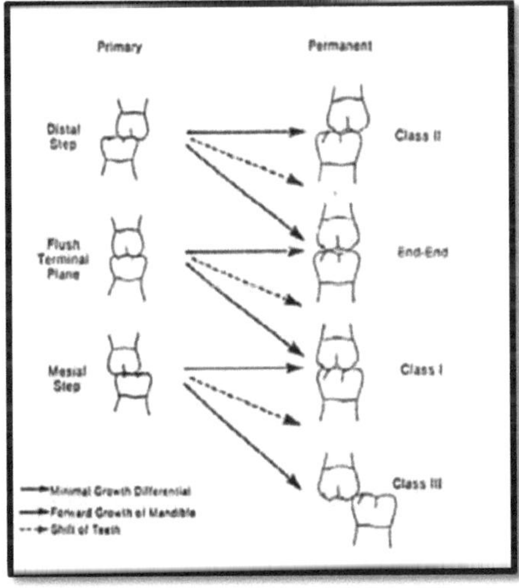

Figura 12: Dentes decíduos e permanentes Problemas com o antero-posterior:

Um dos problemas mais prevalentes que pode ser detectado mesmo na dentição decídua é a Classe II ou Classe III ântero-posterior Um overjet alargado, também conhecido como mordida cruzada anterior, é uma das indicações iniciais de má oclusão. Nesta fase, a questão mais importante é saber se a condição é de natureza esquelética ou dentária, ou se é uma combinação de ambas. Nalguns casos, deve ser pedida uma radiografia cefalométrica lateral após uma avaliação clínica completa. Algumas medições (como a análise ANB ou Witts) ajudar-nos-ão a determinar o peso do problema esquelético em indivíduos com uma disparidade esquelética real.

• A relação canina deve ser da classe I, como indicado na secção anterior.

• A relação molar pode variar. Se não estiver na classe I, podemos inferir um problema esquelético.

Devido à disparidade de tamanho entre os molares primários, um paciente de classe I pode ter um degrau mesial ou um plano terminal nivelado.

• O overjet na dentição primária deve ser de 1 a 3 mms;

• Uma discrepância mais pronunciada pode levar-nos a assumir um problema esquelético. Do ponto de vista dentário, um aumento ou redução do overjet deve ser investigado em primeiro lugar. Qual é o ângulo dos incisivos superiores e inferiores?

Se a sucção do dígito estiver a causar o aumento do overjet, devemos tentar quebrar esse comportamento. É difícil quebrar um hábito quando as crianças são pequenas e não compreendem porque é que o devem fazer. Existem vários métodos para quebrar o hábito, desde os extremamente conservadores (calendários, leituras, etc.) até aos mais intrusivos (provar substâncias desagradáveis nos dedos ou utilizar um dispositivo intra-oral). É importante notar que um aumento da sobressaliência aumenta o risco de lesões na dentição primária. Se o problema for uma condição esquelética de classe II, podemos tentar uma variedade de técnicas ortopédicas para conseguir uma relação esquelética mais equilibrada. Muitos aparelhos têm sido utilizados com sucesso na dentição decídua, incluindo o Bionator, o Twin Block e o Activator. Se a condição for de classe III esquelética, a terapia precoce na dentição decídua pode ser bastante eficaz. Quando um doente usa uma máscara facial durante 10 a 12 horas por dia, esta tem-se revelado bastante útil. A classe III é mais difícil de tratar e pode reaparecer mesmo em casos altamente eficazes durante a dentição decídua devido ao crescimento, especialmente durante o surto de crescimento na adolescência. Se a mordida cruzada anterior for causada por um problema dentário

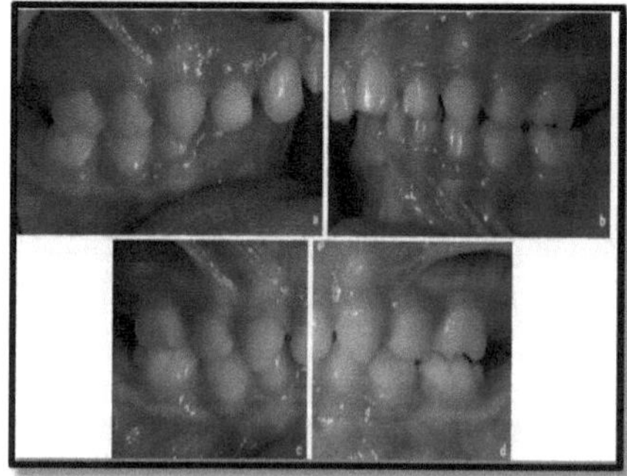

Figura 13:Classe 111

Problemas transversais:

Podemos detetar mordidas cruzadas posteriores na dentição primária, que podem ser unilaterais ou bilaterais. As mordidas cruzadas são geralmente causadas por um estreitamento do maxilar superior ou por um ponto de contacto precoce. Para descobrir os pontos de contacto, uma das primeiras coisas a fazer é tentar trazer o paciente para a conexão central:

• Retificação selectiva para remover os locais de contacto prematuro; e

• Expansão da maxila.

A expansão da maxila deve ser feita com um aparelho fixo, se possível. Os aparelhos removíveis podem ser bem sucedidos, embora a adesão do paciente seja normalmente baixa. Hyrax, Haas e Quad-Helix são exemplos de diferentes tipos de aparelhos. Existem também vários processos de ativação dos aparelhos. Devemos fazê-lo.

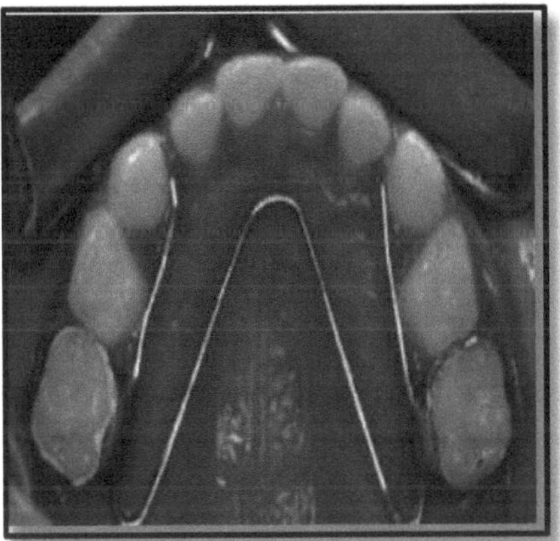

Figura 14: Aparelho

Problemas na orientação vertical:

As mordidas abertas na dentição decídua são frequentemente causadas por hábitos de sucção dos dígitos ou de empurrar a língua. O principal objetivo do tratamento é erradicar a origem do problema. Como foi dito anteriormente, existem várias abordagens para lidar com a sucção dos dígitos, e devemos dar um passo de cada vez, tendo em conta a idade e a maturidade da criança. Quando a sucção do dígito é removida, a mordida aberta geralmente cura-se por si só.

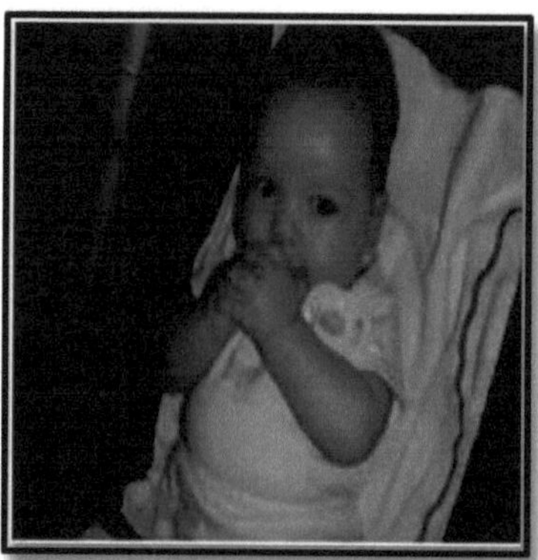

Figura 15: Dígito ou chupeta

Assim, o crescimento e desenvolvimento craniofacial é um processo dinâmico e complementar;

• Muitos factores podem contribuir para as perturbações do crescimento craniofacial, como deficiências genéticas, ambientais ou de ácido fólico;

• A formação dos dentes é um processo complexo e dinâmico. Podem ocorrer anormalidades na erupção ou formação dos dentes, como agenesia, dentes neonatais, anquilose, entre outros.

outros;

• As anomalias craniofaciais ou dentárias devem ser diagnosticadas o mais cedo possível e o tratamento deve ser iniciado no momento ideal. Muitos casos podem beneficiar de um tratamento precoce na dentição primária;

• Para além do tratamento da perturbação clínica, devemos considerar a idade, a cooperação e o comportamento como um fator importante antes de decidir iniciar um tratamento ativo

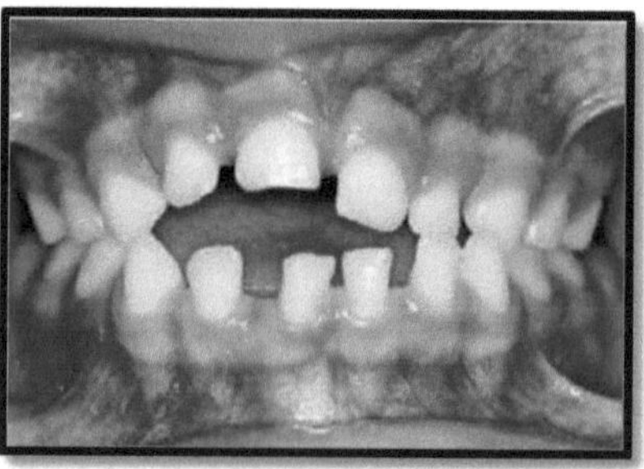

Figura 16: Orientação vertical

Uma dieta equilibrada capaz de fornecer uma nutrição adequada contribui para um estado de saúde oral desejável. Portanto, uma nutrição inadequada e a ingestão de alimentos específicos exercem influência sobre a cavidade oral. A desnutrição energético-proteica ocorre quando o organismo não recebe os nutrientes necessários ao seu metabolismo fisiológico devido à ingestão deficiente de proteínas e energia ou a um defeito na utilização dos nutrientes oferecidos[54]. Na grande maioria dos casos, a desnutrição é secundária a uma dieta carente de nutrientes básicos, devido à ingestão insuficiente ou à fome crónica.A carência nutricional na primeira infância pode ter impacto em vários destes factores, com potencial para alterar as condições presentes no ambiente da cavidade oral. Assim, a avaliação dos fatores sociais e biológicos que influenciam o desenvolvimento de problemas bucais pode contribuir para estudos de base populacional que visem identificar um público-alvo preferencial para receber atendimento nos serviços públicos odontológicos, considerando a escassez de recursos destinados ao setor saúde e a vastidão das necessidades acumuladas.A cárie dentária e a desnutrição são problemas de saúde pública que se concentram em grupos socioeconômicos menos favorecidos. A relação entre peso/altura e cárie dentária pode também ser confundida por outros factores. No entanto, verificou-se que o fluxo salivar diminui com o aumento da desnutrição, o que pode agravar a vulnerabilidade destas crianças no que respeita à cárie dentária e às infecções oportunistas. A nutrição diz respeito à assimilação dos alimentos e ao seu efeito nos processos metabólicos do organismo. De acordo com a OMS: -Nutrição é a ciência dos alimentos e a sua relação com a saúdel[54,55] e -Malnutrição é o desequilíbrio celular entre o fornecimento de nutrientes e energia e a procura dos mesmos pelo organismo para assegurar o crescimento, a manutenção e as funções específicasl A Malnutrição Proteico-Energética (PEM) ocorre quando há deficiências nos alimentos proteicos, energéticos ou em ambos, que são relativas às necessidades do organismo[54,55]. As carências dietéticas de energia e de proteínas ocorrem geralmente em conjunto. A DPE ligeira tem um curso agudo e tem uma deficiência principal em energia; a DPE moderada é de natureza crónica e tem uma deficiência principal em proteínas, enquanto a DPE grave é simultaneamente crónica e aguda, e é composta por deficiências tanto em proteínas como em energia. Este estado de subnutrição do corpo durante o seu desenvolvimento pode afetar as estruturas orais. De acordo com o Relatório Mundial da UNICEF 2006 - Progresso para as Crianças, 5,6 milhões de crianças com menos de 5 anos de idade nos países em desenvolvimento contribuem para a taxa de mortalidade do país, devido a uma elevada prevalência de malnutrição. Isto corresponde a 10 crianças por minuto. Os dentes que estão numa fase pré-eruptiva são influenciados pelo estado nutricional do corpo. As deficiências de vitamina D, vitamina C, vitamina B e vitamina A e a Desnutrição Energética Proteica (PEM) têm sido associadas a perturbações nas estruturas orais. A hipoplasia do esmalte é uma lesão que se caracteriza por sulcos e/ou fossas hipoplásicas no esmalte, que têm frequentemente um aspeto horizontal ou linear[54]. Algumas hipoplasias e fossas na superfície do esmalte estão correlacionadas com a falta de vitamina A. Formas hipoplásicas mais difusas do esmalte também foram relatadas com uma deficiência de vitamina D[56,57]. O dano estrutural pode testemunhar o período em que a falta de nutrição ocorreu. A cárie é a desmineralização da parte inorgânica da estrutura dentária, com a dissolução da substância orgânica devido a uma etiologia multifatorial. A desmineralização do esmalte e da dentina é causada por ácidos orgânicos que se formam na placa dentária devido à atividade bacteriana que ocorre devido ao metabolismo anaeróbico dos açúcares que se encontram na dieta. A desmineralização ocorre quando os ácidos orgânicos produzidos aumentam a solubilidade da hidroxiapatite do cálcio que está presente no tecido duro dos dentes[56] . O desenvolvimento da cárie requer açúcares e bactérias, mas é influenciado pela suscetibilidade do dente, pelo perfil bacteriano, pela quantidade e qualidade da saliva e pelo tempo durante o qual os hidratos de carbono fermentáveis da dieta estão disponíveis para a fermentação bacteriana. A hipoplasia e os buracos na superfície do esmalte estão correlacionados com uma falta de vitamina A. Formas hipoplásicas mais difusas do esmalte também foram relatadas com uma deficiência de vitamina D[56,57] . O dano estrutural pode testemunhar o período em que ocorreu a falta de nutrição. A cárie é a desmineralização da parte inorgânica da estrutura dentária, com a dissolução da substância orgânica devido a uma etiologia multifatorial. A desmineralização do esmalte e da dentina é causada por ácidos orgânicos que se formam na placa dentária devido à atividade bacteriana que ocorre devido ao metabolismo anaeróbico dos açúcares que se encontram na dieta. A desmineralização ocorre quando os ácidos orgânicos produzidos aumentam a solubilidade da hidroxiapatite de cálcio que está presente no tecido duro dos dentes[56] . O desenvolvimento da cárie requer açúcares e bactérias, mas é influenciado pela suscetibilidade do dente, o perfil bacteriano, a quantidade e qualidade da saliva e o tempo durante o qual os hidratos de carbono fermentáveis da dieta estão disponíveis para a fermentação bacteriana. Os defeitos dentários de interesse são os defeitos estruturais externos (hipoplasia) que podem proporcionar um nicho ambiental mais cariogénico e um esmalte menos protetor e defeitos que incluem a hipomineralização, que pode aumentar a suscetibilidade à desmineralização. Os fluxos salivares estão relacionados com a cárie diretamente através da depuração oral e em termos da capacidade de tamponamento e dos componentes antimicrobianos[54] . Um estudo de coorte retrospetivo que foi conduzido para determinar os efeitos da Desnutrição Proteico-Energética Precoce na Infância (EC- PEM) e os padrões de erupção dos dentes entre os adolescentes, concluiu que um atraso na esfoliação dos dentes primários e um atraso na erupção dos dentes permanentes estavam associados à EC-PEM.A doença periodontal evolui mais rapidamente em populações subnutridas; a patologia começa na gengiva e pode invadir o ligamento periodontal até ao osso alveolar. O fator de risco mais importante no desenvolvimento da doença periodontal é representado por uma higiene oral inadequada. A desnutrição e a má higiene oral representam os dois factores importantes que predispõem à gengivite necrosante[56] .

Vários estudos realizados demonstram que a desnutrição e a desnutrição energético-protéica afectam a dentição. Os defeitos resultantes incluem os efeitos nos padrões de erupção dentária, hipoplasia do esmalte, prevalência de cáries dentárias e ligamento periodontal. Têm também outros efeitos na cavidade oral, como a inflamação do revestimento da cavidade oral e da língua e as úlceras orais. É necessária uma análise pormenorizada dos casos de desnutrição, em especial da PEM, para comprovar os factores acima referidos. Uma análise tão aprofundada da PEM pode revelar outros marcos que podem estar a afetar a cavidade oral saudável.

O estado de saúde oral das mães era suscetível de ser relevante para a experiência de cárie das crianças. É necessário desenvolver um programa comunitário abrangente de promoção da saúde dentária para prevenir a incidência de cáries dentárias nos dentes decíduos e melhorar o tratamento das cáries dentárias em crianças de populações vulneráveis.

A gravidez é uma condição fisiológica que traz várias alterações hormonais, juntamente com alterações na cavidade oral. As mulheres grávidas têm uma maior incidência de cáries dentárias, erosão dentária, doença periodontal, etc.[58] hiperplasia gengival, granulomas, gengivite são algumas das alterações salivares devido aos elevados níveis de estrogénios no organismo[59] . Vários estudos relataram a associação de doenças periodontais durante a gravidez e resultados adversos como o nascimento prematuro, o baixo peso à nascença[60] juntamente com a saúde dentária da descendência.

Figura 17: Evidências actuais da associação entre a doença periodontal materna e os maus resultados da gravidez.

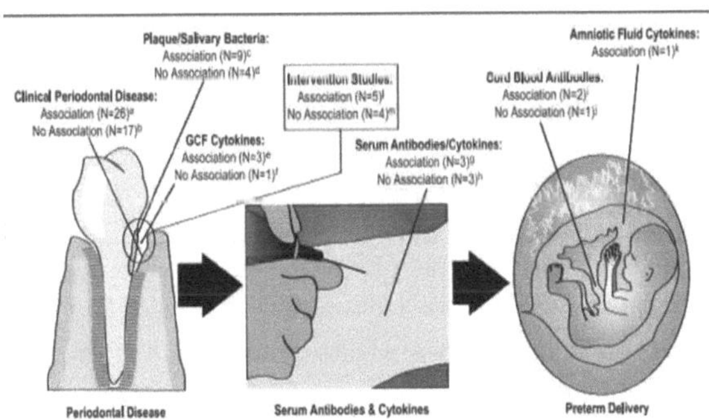

A promoção da saúde oral, a deteção precoce, a prevenção da doença e a intervenção atempada são aspectos importantes para a saúde oral materno-infantil. As mulheres grávidas são mais propensas à cárie dentária devido ao aumento do ambiente ácido da cavidade oral, ao consumo de dietas açucaradas e ao descuido. Os vómitos recorrentes aumentam o ambiente ácido, levando à progressão dos agentes patogénicos da cárie e à desmineralização, tornando os dentes propensos à cárie[61] . Existem poucos dados disponíveis sobre o conhecimento, a prática e a atitude dos ginecologistas relativamente aos cuidados de saúde oral durante a gravidez. Poucos estudos avaliaram os conhecimentos dos ginecologistas e dos dentistas, 34% dos ginecologistas não estavam conscientes da potencial associação entre a doença periodontal e o nascimento de bebés de baixo peso[62] . Outros estudos também referiram que os ginecologistas reconheciam a importância de uma higiene adequada da saúde e acreditavam que o tratamento das doenças periodontais tinha um impacto positivo na gravidez[63] .

O que podem os enfermeiros fazer para melhorar os resultados de saúde das mulheres com periodontite?

O tratamento da doença periodontal durante a gravidez é seguro e eficaz (Michalowicz et al., 2006), os enfermeiros, os técnicos de enfermagem e as enfermeiras-parteiras que cuidam das mães e dos bebés podem desempenhar um papel importante na educação das mulheres grávidas sobre a saúde oral.

• Os enfermeiros devem ser proactivos no encaminhamento de mulheres grávidas para cuidados dentários, especialmente porque a periodontite demonstrou afetar a gravidez

resultado.

• Os enfermeiros têm de ensinar às suas pacientes grávidas que a saúde oral pode estar relacionada com a saúde fetal e que as bactérias nas suas bocas podem fazer a diferença na saúde dos seus bebés.

• As mulheres grávidas devem ser aconselhadas a escovar os dentes com uma escova de dentes macia que seja

mudado a cada 3 meses (Departamento de Saúde do Estado de Nova Iorque, 2006). No entanto, a escovagem por si só não consegue remover a placa bacteriana entre os dentes, pelo que também é importante usar o fio dental duas vezes por dia para uma melhor remoção da placa bacteriana. Como parte da rotina da prática pré-natal, os enfermeiros podem avaliar a dentição materna e aconselhar sobre técnicas corretas de escovagem e uso do fio dental.

• Durante a primeira consulta pré-natal, as enfermeiras devem encorajar todas as mulheres a visitar o seu profissional de saúde oral se a última visita tiver sido há mais de 6 meses.

Os enfermeiros podem sublinhar que os cuidados dentários são seguros e eficazes durante a gravidez

A educação pré-natal em saúde oral demonstrou um grande impacto na saúde oral da mãe e uma atitude positiva em relação à saúde oral do bebé mais tarde. Para preservar e promover: a destartarização, o planeamento radicular e o polimento são recomendados em qualquer fase da gravidez[64] . Aconselha-se a realização de procedimentos como restaurações e extracções electivas após o segundo e terceiro trimestres[65] . Os procedimentos extensos e prolongados podem ser efectuados após o parto. O tratamento deve centrar-se na prevenção da doença oral, no controlo e na gestão regulares.

Cuidados de saúde oral durante a gravidez:

• Uma alimentação equilibrada

• Escovagem suave dos dentes duas vezes por dia com pasta dentífrica fluoretada

• Enxaguatórios bucais fluoretados de uso diário

• Mastigação de gomas sem açúcar para manutenção do pH da cavidade oral

• Lavagens com soro fisiológico morno para aliviar as irritações gengivais

• Fio dental diário

• Consultar um dentista para a destartarização/planeamento radicular

A gravidez não deve ser considerada como uma razão para adiar os cuidados dentários necessários. Os cuidados orais durante a gravidez são importantes e envolvem a contribuição da paciente, dos profissionais de medicina dentária e dos ginecologistas. As mulheres grávidas devem ser informadas da importância de manter uma boa higiene oral, das alterações esperadas na cavidade oral e das consultas de rotina. Os profissionais de saúde dentária devem estar cientes das condições relacionadas com a gravidez e efetuar o tratamento sem prejudicar a paciente e o feto. As terapias medicamentosas devem ser limitadas e efectuadas com cuidado. Sugere-se que se evitem radiografias e cirurgias electivas.

SAÚDE ORAL PRECOCE

A pedodontia é o ramo da medicina dentária que se ocupa da prestação de cuidados e tratamentos dentários completos a pacientes infantis, o que a torna a especialidade mais satisfatória e gratificante da medicina dentária.

As finalidades e os objectivos de um controlo dentário precoce são os seguintes

• Prevenção de doenças, porque pode ser implementada de forma muito eficaz em grupos etários mais jovens e a prevenção é sempre melhor do que a cura.

• A saúde geral e dentária de uma criança deve ser visualizada como um todo e a saúde dentária da criança deve ser sempre melhorada em

de acordo com o seu estado de saúde geral.

• O desenvolvimento da dentição da criança deve ser observado e controlado conforme necessário. Os pais e os pacientes devem ser

convencido sobre o tratamento dentário e a sua importância no que respeita à dentição primária e aos dentes permanentes jovens para evitar doenças dentárias futuras.

Um dentista pediátrico é normalmente o primeiro especialista dentário que os pais encontram. O papel do pedodontista começa desde o período neonatal até à fase da dentição permanente. O dentista pediátrico facilita a integração de regimes de higiene oral e de prevenção dentária no protocolo de tratamento para que as crianças estabeleçam hábitos e saúde oral desejáveis.

Recomendações para os cuidados de saúde pediátricos preventivos :

A Academia Americana de Odontopediatria recomenda que os bebés sejam agendados para uma avaliação oral inicial no prazo de seis meses após a erupção do primeiro dente primário e, o mais tardar, até aos 12 meses de idade.

Recomendações da Academia Americana de Odontopediatria sobre os cuidados de saúde oral dos bebés[66]

Idealmente, a saúde oral do bebé começa com o aconselhamento pré-natal de saúde oral para os pais; uma avaliação oral inicial pós-natal deve ser realizada no prazo de seis meses após a erupção do primeiro dente primário num bebé, mas o mais tardar até aos 12 meses de idade.Na visita de avaliação oral do bebé, o dentista deve fazer o seguinte:Obter uma história médica e dentária completa, abrangendo os períodos pré-natal, perinatal e pós-natal. Avaliar o risco de o bebé desenvolver doenças orais e dentárias e determinar o intervalo adequado para uma reavaliação periódica com base na avaliação. Fornecer orientação antecipada aos pais ou a outros prestadores de cuidados relativamente ao desenvolvimento dentário e oral, ao estado dos fluoretos, aos hábitos orais não nutritivos, à prevenção de lesões, à higiene oral e aos efeitos da dieta na dentição.

Recomendações da Academia Americana de Odontopediatria sobre a

Prevenção da cárie precoce na infância[67]

• Os bebés não devem ser adormecidos com um biberão. A amamentação nocturna ad libitum deve ser evitada após o início da erupção do primeiro dente primário.

• Os pais devem ser encorajados a fazer com que os bebés bebam de um copo à medida que se aproximam do seu primeiro aniversário; os bebés devem ser desmamados do biberão entre os 12 e os

14 meses de idade.

• O consumo de sumo de garrafa deve ser evitado; quando o sumo é oferecido, deve ser utilizado um copo.

• As medidas de higiene oral devem ser implementadas aquando da erupção do primeiro dente primário.

Recomenda-se uma consulta de saúde oral no prazo de seis meses após a erupção do primeiro dente como uma oportunidade para educar os pais e fornecer orientação antecipada para a prevenção de doenças orais.

SUPLEMENTAÇÃO COM BASE NA CONCENTRAÇÃO DE FLUORETO DE ABASTECIMENTO DE ÁGUA			
IDADE DO CRIANÇA	< 0,3 PPM	0,3 A 0,6 PPM	> 0,6 PPM
Do nascimento aos seis meses	0	0	0
Seis meses a três anos	0,25 mg	0	0
Três a seis anos	0,5 mg	0,25 mg	0
Seis a pelo menos 16 anos	1 mg	0,5 mg	0

Quadro 5: Recomendações da AAPD sobre a suplementação com flúor

ppm = partes por milhão.

*-A suplementação com flúor deve ser considerada para qualquer criança cuja água de beber seja deficiente em flúor (ou seja, água que contenha menos de 0,6 ppm de flúor). Assim, antes de ser prescrita a suplementação de flúor, é essencial conhecer a concentração de flúor da água de beber da criança. Uma vez determinado o nível de flúor, contactando as autoridades de saúde pública ou através da análise da água (bem como a avaliação de outras fontes de flúor e/ou a sua remoção através da utilização de sistemas de filtragem internos), pode ser recomendado um plano de dosagem diária.

Academia Americana de Odontopediatria Específico por idade

Instruções sobre higiene oral doméstica:

Aconselhamento pré-natal
• Aconselhar os pais sobre os seus próprios hábitos de higiene oral e o seu efeito como modelos a seguir.

• Fornecer informações às mulheres grávidas sobre a gengivite na gravidez (inflamação da gengiva causada por uma resposta exacerbada à

placa dentária relacionada com as alterações hormonais durante a gravidez).
• Rever os cuidados dentários dos bebés.

Bebés (do nascimento até 1 ano de idade)

Aconselhe os pais a limpar as gengivas do bebé diariamente antes da erupção do primeiro dente primário para ajudar a estabelecer uma flora oral saudável, utilizando o seguinte procedimento*:
• Coloque o bebé no colo com um braço.
• Enrolar um quadrado de gaze humedecido ou um pano à volta do dedo indicador da mão do outro braço e massajar suavemente os dentes e a gengiva
tecidos
• Introduzir uma escova de dentes de cerdas macias durante esta idade apenas se os pais se sentirem confortáveis a utilizar a escova de dentes

• Não utilizar dentífrico que contenha flúor, porque é possível a ingestão de flúor
Crianças (1 a 3 anos de idade)

• Introduzir uma escova de dentes no procedimento de remoção da placa bacteriana (se não o tiver feito anteriormente).

• Utilizar dentífrico a partir dos 2 anos de idade; utilizar apenas uma quantidade de pasta de dentes do tamanho de uma ervilha (aplicar em toda a largura estreita da

escova de dentes, em vez de ao longo do seu comprimento, para diminuir a possibilidade de aplicar uma quantidade excessiva).
• Incentivar a criança a iniciar uma escovagem rudimentar; no entanto, os pais devem continuar a ser os principais responsáveis pelos procedimentos de higiene oral.

Crianças em idade pré-escolar (3 a 6 anos de idade)
• Recordar aos pais que continuam a ser os principais responsáveis ou supervisores dos procedimentos de higiene oral. Continuar a utilizar apenas um

Use fio dental diariamente se alguma área interproximal estiver em contacto com os dentes

CONCLUSÃO

As más práticas alimentares dos lactentes contribuem direta ou indiretamente para a subnutrição, a morbilidade e a mortalidade dos lactentes. Apesar dos esforços globais para melhorar a saúde materna e infantil e de esforços específicos como os Serviços Integrados de Desenvolvimento Infantil (ICDS), a subnutrição das crianças continua a ser um problema significativo na Índia.As práticas alimentares recomendadas para os lactentes incluem o início da amamentação imediatamente após o parto, sem extrair o "primeiro leite" (colostro), o aleitamento materno exclusivo desde o nascimento até aos quatro meses, a suplementação do leite materno após os 6 meses de idade com alimentos complementares adequados e apropriados e a continuação da amamentação até ao segundo ano de vida ou mais tarde. Além disso, a saúde oral pode ser considerada uma parte importante dos cuidados pré-natais, uma vez que uma saúde oral deficiente durante a gravidez pode levar a maus resultados para a saúde da mãe e da criança. Assim, é importante que todos os prestadores de cuidados de saúde, incluindo os cuidados primários, os cuidados pediátricos e os cuidados de maternidade, considerem a possibilidade de prestar mais atenção à saúde oral. Isto assegurará que o doente recebe o tratamento adequado para uma recuperação rápida. Os odontopediatras desempenham um papel vital desde o período neonatal até à fase da dentição permanente, pelo que possuem um conhecimento profundo do comportamento das crianças, o que ajuda a gerir estes doentes, modificando as suas técnicas de tratamento.

REFERÊNCIAS

[1] Diretrizes nacionais sobre alimentação de lactentes e crianças jovens. Ministério do Desenvolvimento dos Recursos Humanos. Department of Women and Child Development (Food and Nutrition Board) Governo da Índia, 2004.

[2] Stevens EE et al. A History of Infant Feeding (Uma História da Alimentação Infantil). J Perinat Educ. 2009 primavera; 18(2):32-39

[3] OPAS/OMS. Princípios orientadores para a alimentação complementar da criança amamentada. Washington DC, Organização Pan-Americana da Saúde/Organização Mundial da Saúde

Organização, 2002.

[4] Rollins NC, et al. Porquê investir e o que será necessário para melhorar as práticas de aleitamento materno? Lancet. 2016. January30; 387(10017): 491-504.

[5] Liu L, et al. Causas globais, regionais e nacionais da mortalidade infantil em 2000-13, com projecções para informar as prioridades pós-2015: Uma atualização sistemática análise. Lancet. 2015. Janeiro31; 385(9966): 430-40

[6] Martin RM et al. Parents' growth in childhood and the birth weight of their offspring. Epidemiologia, 2004, 15:308-316

[7] Academia Americana de Pediatria. Policy statement: breastfeeding and the use of human milk. Pediatria 2005;115: 496-506

[8] Oken E, et al. Actualizações em nutrição pediátrica. CurrOpinPediatr 2001; 13: 280-8

[9] Rey J. Breastfeeding and cognitive development (Aleitamento materno e desenvolvimento cognitivo). ActaPaediatrSuppl 2003; 92(442): 11-8.

[10] McVea KL, et al. The role of breastfeedingin sudden infant death syndrome.J Hum Lact 2000; 16(1):13-20

[11] Arenz S, et al. Breast-feedingand childhood obesity - a systematic review. Int J Obes 2004;28: 1247-56

[12] Rich-Edwards JW, et al. Breastfeeding during infancy and the risk of cardiovascular disease in adulthood. Epidemiology 2004; 15(5): 550-6.

[13] Kwan ML, et al. Breastfeeding and the risk of childhood leukemia: a meta- analysis. PublicHealth Rep 2004; 119: 521-35

[14] Beral V. Breastfeeding: Collaborative reanalysis of individual data for 47 epidemiological studies in 30 countries, including 50.302 women with breast cancer and 96.973 women without the disease. Lancet 2002; 360: 187-95.

[15] OMS/UNICEF. Estratégia global para a alimentação de lactentes e crianças jovens. Genebra, Organização Mundial de Saúde, 2003.

[16] Kramer MS, Kakuma R. The optimal duration of exclusive breastfeeding: a systematicreview.Genebra, Organização Mundial de Saúde, 2001

(WHO/NHD/01.08; WHO/FCH/01.23).

[17] Diretrizes nacionais sobre alimentação de lactentes e crianças jovens. Ministério do Desenvolvimento dos Recursos Humanos. Department of Women and Child Development (Food and Nutrition Board) Governo da Índia, 2004.

[18] OMS/UNICEF/USAID. Indicadores para avaliar as práticas de alimentação de bebés e crianças pequenas. Genebra, Organização Mundial de Saúde, 2008

[19] LINKAGES. Aleitamento materno exclusivo: A única fonte de água de que os bebés jovens necessitam. Folha 5 de Perguntas Frequentes. Washington DC, Academy for Educational Development, 2002.

[20] OPAS/OMS. Princípios orientadores para a alimentação complementar da criança amamentada. Washington DC, Organização Pan-Americana da Saúde/Organização Mundial da Saúde

Organização, 2002.

[21] Dewey KG, Adu-Afarwuah S. Systematic review of the efficacy and effectiveness of complementary feeding interventions in developing countries (Revisão sistemática da eficácia e efetividade das intervenções de alimentação complementar nos países em desenvolvimento). Maternal and Child Nutrition, 2008, 4(s1):24-85.

[22] Bhatt H. Deverá a mãe com COVID-19 amamentar o seu filho recém-nascido? Uma revisão da literatura sobre a segurança do aleitamento materno para mulheres grávidas com

COVID-19. Current Nutrition Reports, 2021; 10(1); 71-75

[23] Joardar A., Sen A.K., Das S. Docosahexaeoic acid facilita a maturação celular e a transmissão beta-adrenérgica nos astrócitos. J. Lipid Res. 2006;47:571-581. doi: 10.1194/jlr.M500415-JLR200.

[24] Guo M.Manufacturing Technology.Elsevier; Cambrdige,UK:2014.Human Milk Biochemistry and Infant Formula

[25] Mehta R, Petrova A. Biologically active breast milk proteins in association with very preterm delivery and stage of lactation. J Perinatol. (2011) 31:58-62.

doi: 10.1038/jp.2010.68

[26] Sargod SS, Bhat SS, Abdul RS. Influência dos padrões de alimentação infantil na relação do segundo molar decíduo. Arch MedHealth Sci 2016;4:9-12

[27] Tandon S. Paediatric Dentistry, 2018;3rd Edition, Hyderabad: Paras Medical Publishers.

[28] Bekes K. Molar Incisor Hypomineralization A Clinical Guide to Diagnosis and Treatment, 2020; Viena: Springer.

[29] Chandhiok N, et al. Changes in exclusive breastfeeding practices and its determinants in India, 1992-2006: analysis of national survey data. Int

Breastfeed J. 2015;10:34.

[30] Breastfeeding Promotion Network of India (BPNI)Rede Internacional de Ação para a Alimentação Infantil (IBFAN) Ásia. Arrested development: 5th report of assessment of India's policy and Programmes on infant and young child feeding Delhi. In: Iniciativa

mundial de tendências em aleitamento materno (WBTi). Índia; 2018.

[31] UNICEF - Índia. Aleitamento materno precoce e exclusivo Online: Unicef; 2018 [citado 2018 agosto 24].

[32] Bigman G, et al. Aculturação e aleitamento materno entre mulheres hispano-americanas: Uma revisão sistémica. Matern Child Health J. 2018;22(9):1260-77.

[33] Rudiger SG, et al. Dental biofilms at healthy and inflamed gingival margins (Biofilmes dentários em margens gengivais saudáveis e inflamadas). J Clin Periodontal. 2002;29(6) 524-30.

[34] Wilson AR, et al. The Impact of Maternal self-efficacy and Oral Health Beliefs on Early Childhood Caries in Latino Children (O Impacto da Auto-eficácia Materna e das Crenças de Saúde Oral na Cárie da Primeira Infância em Crianças Latinas). Front Public Health, 2017;5:228.

[35] Kim YN SY, et al. Efeitos dos comportamentos da mãe em matéria de cuidados de saúde oral na cárie dentária em crianças do ensino primário. J Korean Soc Dent Hyg. 2012; 12:145-56.

[36] Phantumvanit P, et al. Consulta Global da OMS sobre Intervenções de Saúde Pública contra a Cárie Precoce da Infância. Community Dent oral Epidermiol. 2018;46(3):280-87.

[37] Dezan CC et al. Caudal, atividade da amilase e concentrações de proteínas e de ácido siálico na saliva de crianças com 18, 30 e 42 meses de idade que frequentam um clínica para bebés. Arch Oral Biol. 2002; 47(6):423-27.

[38] ACADEMIA AMERICANA DE PEDIATRIA, Comité de Drogas, The Transfer of Drugs and Other Chemicals Into Human Milk Pediatrics setembro de 2001, 108 (3) 776-789.

[39] McCarter-Spaulding, Deborah E. MS, RNC, IBCLC Medicamentos na Gravidez e Lactação, MCN, The American Journal of Maternal/Child Nursing: janeiro de 2005 - Volume 30 - Edição 1 - p 10-17

[40] OMS, UNICEF. Breastfeeding and maternal medication: recommendations for drugs in the eleventh WHO model list of essential drugs. Genebra, Organização Mundial de Saúde, 2003.

[41] Mark Donaldson, Pregnancy, breast-feeding and drugs used in dentistry agosto de 2012 , Journal of the American Dental Association (1939) 143(8):858-71

[42] Centro de Controlo e Prevenção de Doenças. Amamentação entre crianças americanas nascidas em 2000-2008, pesquisa nacional de imunização do CDC. 8 de junho de 2012

[43] Ather A, Zhong S, Rosenbaum AJ, Quinonez RB, Khan AA. (2020). Farmacoterapia durante a gravidez: An endodontists' perspective. Revista de endodontia, 46(9), 1185-1194

[44] Mylonas, I. Quimioterapia antibiótica durante a gravidez e o período de lactação: Aspectos a considerar. Arch. Gynecol. Obstet. 2011, 283, 7-18

[45] Wormser, G.P.; Wormser, R.P.; Strle, F.; Myers, R.; Cunha, B.A. Quão segura é a

doxiciclina para crianças pequenas ou para mulheres grávidas ou a amamentar?
Diagnóstico

Microbiol. Infect. Dis. 2019, 93, 238-242. [Google Scholar] [CrossRef] [PubMed]
[46] Lee JM, Shin TJ. (2017). Uso de anestésicos locais para tratamento dentário durante a gravidez; segurança para a parturiente. Jornal de anestesia dentária e medicina da dor, 17(2), 81-90
[47] Mark Donaldson BS, Jason HG.(2018). A lidocaína faz 70 anos: a evolução da anestesia local dentária. Odontologia geral.

[48] Broad, F. E. (1972), The effects of infant feeding on speech quality, N.Z. Med.J., 76: 28-31.

[49] Anderson, N. E., Gorman, D. F., e Lines, D. R. (1977), The nutritional status of Auckland children. N.Z. Med. J., 85: 49-52.

[50] Ruiz DR. Cuidados clínicos de saúde oral do recém-nascido, do lactente e da criança. In: Andrade DJC, Ruiz DR, Groisman S, coordenadores. Promoção da saúde bucal materno-infantil. [ebook na internet]. São Paulo; 2022. 195 p. Disponível em: http://www.diferencas.net/. ISBN 9798428370911

[51] Ministério da Saúde. Infant Feeding Recommendation (Recomendação para a alimentação dos bebés). May2003.http://www.dh.gov.uk/en/Publicationsandstatistics/ Publications/Publicatio nsPolicyAndGuidance/DH_4097197 (acedido em 2 de janeiro de 2009)
[52] Agostoni C, Decsi T, Fewtrell M et al. Alimentação Complementar: A Commentary by the ESPGHAN Committee on Nutrition. Jornal de Pediatria

Gastroenterologia e Nutrição 2008; 46(1): 99-110
[53] Ruiz DR. Cuidados clínicos de saúde oral do recém-nascido, do lactente e da criança. In: Andrade DJC, Ruiz DR, Groisman S, coordenadores. Promoção da saúde bucal materno-infantil

saúde. [ebook na internet]. São Paulo; 2022. 195 p. Disponível em: http://www.diferencas.net/. ISBN 9798428370911

[54] Enlow, D. H. e Hans, M. G.: Essentials of Facial Growth. 2ªed. Ann Arbor: Needham Press, 2008

[55] Nowak A, Casamassimo OS. Manual de Odontopediatria. 3ª edição. AAPD, 2007.

[56] Borrie F, Deam D. Correção precoce das mordidas cruzadas anteriores: uma revisão sistemática. J Orthod. 2011 Sep;38(3):175-84. doi: 10.1179/14653121141443. PMID: 21875991

[57] Feldman LM, Moursi AM. Cuidados clínicos de saúde oral para crianças. In: Andrade DJC, Ruiz DR, Groisman S, coordenadores. Promoção da saúde bucal materno-infantil. [ebook na internet]. São Paulo; 2022. 195 p. Disponível em: http://www.diferencas.net/. ISBN 9798428370911

[58] Lachat MF, Solnik AL, Nana AD, Citron TL. Doença periodontal na gravidez: Revisão das evidências e estratégias de prevenção. J Perinat

Neonatal Nurs. 2011;25:312-9

[59] B.F. Tarsitano, R.E. RollingsThe pregnant dental patient: evaluation and managementGen Dent, 41 (1993), pp. 226-234[quiz 233-4]

[60] Khader YS, Ta'ani Q. Doenças periodontais e o risco de parto prematuro e baixo peso à nascença: A meta-analysis. J Periodontol. 2005;76:161-5.

[61] H. Silk, A.B. Douglass, J.M. Douglass, L. SilkSaúde oral durante a gravidezAm Fam Physician, 77 (2008), pp. 1139-1144

[62] Zanata RL, Fernandes KB, Navarro PS. Assistência odontológica no pré-natal: Avaliação do conhecimento profissional de obstetras e cirurgiões-dentistas das cidades de Londrina/PR e Bauru/SP, Brasil, 2004. J Appl Oral Sci. 2008;16:194-200

[63] Morgan MA, Crall J, Goldenberg RL, Schulkin J. Oral health during pregnancy (Saúde oral durante a gravidez). J MaternFetal Neonatal Med. 2009;22:733-9.

[64] S. Huda, H. Doering, H.C. Tenenbaum, W. Whittle, M.J. Sigal, M. Glogaue r níveis de neutrófilos orais: um teste de rastreio da carga inflamatória oral na gravidez num contexto médicoJ Periodontol, 86 (2015), pp. 72-81

[65] V. Hemalatha, T. Manigandan, T. Sarumathi, V. AarthiNisha, A. Amudhan Considerações dentárias na gravidez - uma revisão crítica sobre os cuidados oraisJ Clin Diagn Res, 7 (2013), p. 948

[66] Adaptado com permissão de Oral health policies. Academia Americana de Odontopediatria. Pediatr Dent 1999;21:18-37. Podem ser obtidas informações mais pormenorizadas contactando o sítio Web da Academia Americana de

Odontopediatria (http://www.aapd.org).

[67] Adaptado com permissão de Oral health policies. Academia Americana de Odontopediatria. Pediatr Dent 1999;21:18-37.

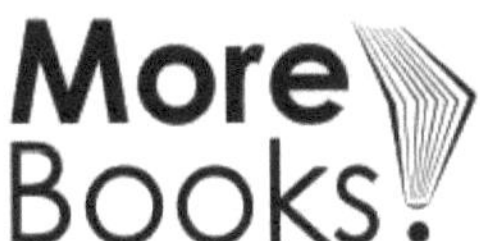

More Books!

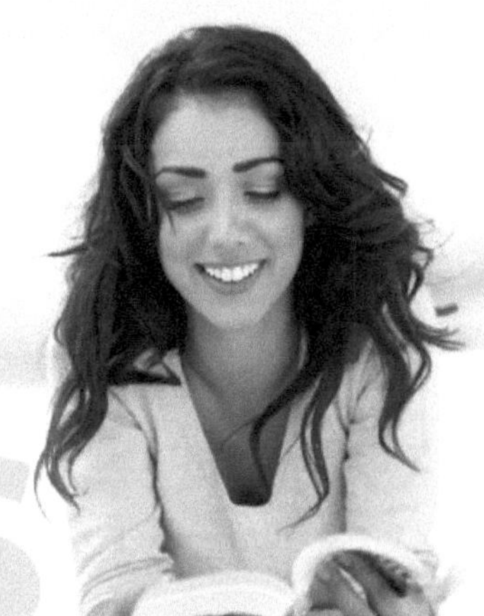

I want morebooks!

Buy your books fast and straightforward online - at one of world's fastest growing online book stores! Environmentally sound due to Print-on-Demand technologies.

Buy your books online at
www.morebooks.shop

Compre os seus livros mais rápido e diretamente na internet, em uma das livrarias on-line com o maior crescimento no mundo! Produção que protege o meio ambiente através das tecnologias de impressão sob demanda.

Compre os seus livros on-line em
www.morebooks.shop

info@omniscriptum.com
www.omniscriptum.com

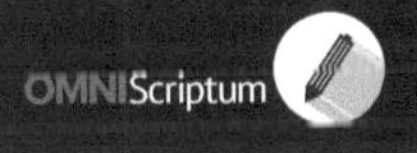

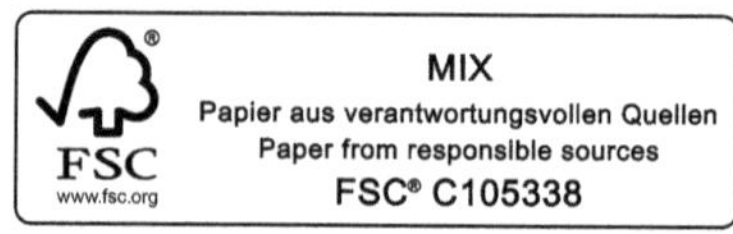

MIX
Papier aus verantwortungsvollen Quellen
Paper from responsible sources
FSC® C105338
FSC
www.fsc.org

Printed by Books on Demand GmbH, Norderstedt / Germany